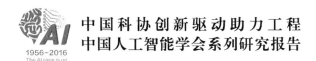

中国科协创新驱动助力工程
中国人工智能学会系列研究报告

中国智慧医疗健康发展报告
2016

主　编　张向阳　罗　涛
副主编　周　平　王　枞　张　俐

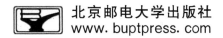

北京邮电大学出版社
www.buptpress.com

内 容 简 介

本书详细梳理2016年以来，国家围绕智慧医疗健康领域所制定的一系列相关政策以及最新的前沿动态。本书的编写聚集了在智慧医疗健康领域众多专家和学者的知识和智慧，在一定程度上反映了我国智慧医疗健康领域学术界和产业界的共识。

本书可作为医学领域、公共健康领域和开发技术人员了解目前智慧医疗健康发展动态的渠道，它适合本领域专家、学者和科研人员，并可作为从事"大健康""大卫生"和"大医学"的医疗健康产业的各级政府企事业单位以及群体个人的参考用书。

图书在版编目（CIP）数据

中国智慧医疗健康发展报告. 2016 / 张向阳，罗涛主编. -- 北京：北京邮电大学出版社，2017.5
ISBN 978-7-5635-5062-3

Ⅰ. ①中… Ⅱ. ①张… ②罗… Ⅲ. ①信息技术—应用—医疗卫生服务—研究报告—中国—2016 Ⅳ. ①R197-39

中国版本图书馆 CIP 数据核字（2017）第 078538 号

书　　　名：中国智慧医疗健康发展报告 2016
著作责任者：张向阳　罗　涛　主编
责 任 编 辑：刘　颖
出 版 发 行：北京邮电大学出版社
社　　　址：北京市海淀区西土城路 10 号（邮编：100876）
发　行　部：电话：010-62282185　传真：010-62283578
E-mail：publish@bupt.edu.cn
经　　　销：各地新华书店
印　　　刷：北京九州迅驰传媒文化有限公司
开　　　本：720 mm×1 000 mm　1/16
印　　　张：10
字　　　数：168 千字
版　　　次：2017 年 5 月第 1 版　2017 年 5 月第 1 次印刷

ISBN 978-7-5635-5062-3　　　　　　　　　　　　　　定　价：38.00 元

《中国人工智能系列发展报告》编委会

《中国智慧医疗健康发展报告2016》
编委会

前　言

　　2016 年是"十三五"规划的开局之年，2016 年 8 月 26 日，中共中央政治局召开会议，审议通过《"健康中国 2030"规划纲要》。会议强调，《"健康中国 2030"规划纲要》是今后 15 年推进健康中国建设的行动纲领。

　　伴随"健康中国"国家战略规划的落地，医疗健康模式已经逐渐从单一救治模式转向"防—治—养"一体化模式。随着以"移动医疗、云计算、大数据"等为代表重要技术的发展，智慧医疗健康也正向着"移动、互联、个性、精准"的智能化方向发展，智慧化医疗健康也成为在诸多医改政策推动下最为关注热点之一。在各级政府和各方人士、企业的共同参与和努力下，在"十三五"期间，以"大健康""大卫生"和"大医学"的医疗健康产业为大背景的前提下，智能化医疗健康服务体系正在逐渐形成。在可以预见的未来，随着新一代信息技术的进步，智慧医疗健康产业将会迎来它的黄金历史阶段，并实现飞速发展。

　　本书从以上背景出发，紧密围绕着"互联网＋医疗"、移动医疗/远程医疗、智能医疗硬件、健康管理、医疗科研及培训、医疗信息安全等最新的热点，并结合了国内外智慧医疗发展现状，详细地描述了智慧医疗健康当前所关注的热点。

编　者

2016 年 12 月 10 日

目　　录

第1章 智慧医疗专题政策与解读

1.1 本 章 导 读

本章是以《"健康中国 2030"规划纲要》为基础，中办国办系列文件为主线，重点对智慧医疗所密切关注的医学大数据、移动医疗、云计算及其应用、电子病历、远程医疗、医学影像及设备、可穿戴医疗设备、智慧医疗培训机构、智慧养老和健康服务与慢性病等进行了专题文件节选和解读。

1.2 医学大数据

1.2.1 本节导读

- 《深化医药卫生体制改革 2016 年重点工作任务》提出了加快推进健康信息平台的建设。卫计委对其进行解读，黑龙江省、湖南省发布深化医药卫生体制改革 2016 年重点工作任务。《国务院深化医药卫生体制改革领导小组关于进一步推广深化医药卫生体制改革经验的若干意见》提出利用信息化手段，提供远程医疗服务。2016 年 11 月 8 日国务院医改办负责人对其进行解读，指出"互联网＋健康医疗"，改善百姓就医体验。

- 2016 年 6 月，国务院办公厅发布《关于促进和规范健康医疗大数据应用发展的指导意见》将医疗大数据应用与发展正式纳入国家大数据战略布局。

- 2016 年 10 月 25 日，国务院正式印发《"健康中国 2030"规划纲要》，明确了今后 15 年健康中国建设的总体战略，要坚持以人民为中心的发展思想，以改革创新为动力，预防为主，中西医并重，将健康融入所有政策。

- 2016 年 11 月 8 日，中共中央办公厅、国务院办公厅转发了《国务院深化医药卫生体制改革领导小组关于进一步推广深化医药卫生体制改革经验的若干意见》。
- 2016 年 12 月 2 日，第九届健康中国论坛在京隆重举行，国家养老网正式上线。
- 2016 年 7 月 27 日，中共中央办公厅、国务院办公厅印发了《国家信息化发展战略纲要》。

1.2.2　专题政策与解读及相关举措

1. 《深化医药卫生体制改革 2016 年重点工作任务》

2016 年是"十三五"的开局之年，是到 2017 年实现深化医药卫生体制改革阶段性目标的攻坚之年，也是到 2020 年实现人人享有基本医疗卫生服务目标的关键之年。

在《深化医药卫生体制改革 2016 年重点工作任务》第八章中指出：

- 统筹推进国家、省、市、县级人口健康信息平台建设，加快建设公共卫生、计划生育、医疗服务、医疗保障、药品管理、综合管理等业务应用信息系统并实现互联互通。推动实现电子健康档案和电子病历的连续记录以及不同级别、不同类别医疗机构间的信息授权使用。（卫生计生委、发展改革委、财政部、中医药局负责，工业和信息化部、网信办、统计局参与。）
- 选择具备条件的地区和领域先行推进健康医疗大数据应用试点。整合健康管理及医疗信息资源，推动预约诊疗、线上支付、在线随访以及检查检验结果在线查询等服务，积极发展远程医疗、疾病管理、药事服务等业务应用。加强临床医学大数据应用发展工作。（卫生计生委、发展改革委、财政部、中医药局负责，工业和信息化部、网信办、统计局参与。）
- 选择部分省（市）开展医疗机构、医师、护士电子证照试点工作。（卫生计生委、中医药局、试点省（市）人民政府负责。）

（1）中华人民共和国国家卫生和计划生育委员会解读《深化医药卫生体

制改革 2016 年重点工作任务》中第十三章提到：

统筹推进国家、省、市、县级人口健康信息平台建设，加快建设公共卫生、计划生育、医疗服务、医疗保障、药品管理、综合管理等业务应用信息系统并实现互联互通。选择具备条件的地区和领域先行推进健康医疗大数据应用试点。推动预约诊疗、线上支付、在线随访以及检查检验结果在线查询等服务，积极发展远程医疗、疾病管理、药事服务等业务应用。选择部分省（市）开展医疗机构、医师、护士电子证照试点工作。

（2）黑龙江省解读《深化医药卫生体制改革 2016 年重点工作任务》中第八章亦指出：

- 积极构建省、市、县三级人口健康信息平台，加快推进卫生计生信息网络互联互通。科学规划信息产业资源，重点建设全员人口信息、居民电子健康档案、中西医电子病历三大数据库，统筹建设和深化涵盖公共卫生、计划生育、医疗服务、医疗保障、药品管理、综合管理等六大业务应用信息系统。加快推进居民健康卡建设与应用，有效共享各项信息。推动实现电子健康档案和电子病历的连续记录以及不同级别、不同类别医疗机构间的信息授权使用。（省卫生计生委、财政厅、中医药管理局负责，省发改委、工信委、省委网信办、省统计局配合。）

- 整合健康管理及医疗信息资源，积极实施"互联网＋健康医疗"，推动预约诊疗、线上支付、在线随访以及检查检验结果在线查询等服务，积极发展远程医疗、疾病管理、药事服务等业务应用。加强临床医学大数据应用发展工作。（省卫生计生委、财政厅、中医药管理局负责，省工信委、省委网信办、省统计局配合。）

（3）湖南省解读《深化医药卫生体制改革 2016 年重点工作任务》中提到：

- 统筹推进省、市、县级人口健康信息云平台建设，加快建设公共卫生、计划生育、医疗服务、医疗保障、药品管理、综合管理等业务应用信息系统并实现互联互通。开展长株潭地区居民健康卡应用试点。推动实现电子健康档案和电子病历的连续记录以及不同级别、不同类别医疗机构间的信息授权使用。（省卫生计生委、省发改委、省财政厅、省中医药管理局负责，省经信委、湖南保监局参与。）

- 选择具备条件的地区和领域先行推进健康医疗大数据应用试点。整合健康管理及医疗信息资源，推动预约诊疗、线上支付、在线随访以及检查检验结果在线查询等服务。加强临床医学大数据应用发展工作。（省卫生计生委、省发改委、省财政厅、省中医药管理局负责，省经信委参与。）

- 大力发展远程医疗。依托各级人口健康信息平台和中心医院，开展远程医疗系统建设。完善"互联网＋医疗"准入、收费标准、医保结算等政策。鼓励社会力量积极参与远程医疗的建设和应用。（省卫生计生委、省发改委、省财政厅、省人力资源社会保障厅负责，省经信委参与。）

2.《关于促进和规范健康医疗大数据应用发展的指导意见》

该指导意见提出，到 2017 年年底，实现国家和省级人口健康信息平台以及全国药品招标采购业务应用平台互联互通，跨部门健康医疗数据资源共享共用格局基本形成。到 2020 年，建立国家医疗卫生信息分级开放应用平台，依托现有资源建成 100 个区域临床医学数据示范中心，基本实现城乡居民拥有规范化电子健康档案和功能完备的健康卡，适应国情的健康医疗大数据应用发展模式基本建立，健康医疗大数据产业体系初步形成。医院之间建大数据远程应用体系，并从三个方面明确了今后医疗大数据的发展和规范：

一是按照安全为先、保护隐私的原则，优先整合利用现有资源、建设统一权威、互联互通的国家、省、市、县四级人口健康信息平台，实现部门、区域、行业间数据开放融合、共建共享。

二是集成医学大数据资源、构建临床决策、疾病诊断、药物研发等支持系统，拓展公共卫生监测评估、传染病疫情预警等应用。

三是制定完善法律法规和标准，建立健康档案等基础性数据库，规范居民健康信息服务管理，严格健康医疗大数据应用准入，建设实名认证等控制系统，保护个人隐私和信息安全。

3.《"健康中国 2030"规划纲要》

2016 年 10 月 25 日，中共中央、国务院印发了《"健康中国 2030"规划纲要》，并发出通知，要求各地区各部门结合实际认真贯彻落实。

- 完善医疗卫生服务体系

全面建成体系完整、分工明确、功能互补、密切协作、运行高效的整合型医疗卫生服务体系。县和市域内基本医疗卫生资源按常住人口和服务半径合理布局，实现人人享有均等化的基本医疗卫生服务；省级及以上分区域统筹配置，整合推进区域医疗资源共享，基本实现优质医疗卫生资源配置均衡化，省域内人人享有均质化的危急重症、疑难病症诊疗和专科医疗服务；依托现有机构，建设一批引领国内，具有全球影响力的国家级医学中心，建设一批区域医学中心和国家临床重点专科群，推进京津冀、长江经济带等区域医疗卫生协同发展，带动医疗服务区域发展和整体水平提升。加强康复、老年病、长期护理、慢性病管理、安宁疗护等接续性医疗机构建设。实施健康扶贫工程，加大对中西部贫困地区医疗卫生机构建设支持力度，提升服务能力，保障贫困人口健康。到 2030 年，15 分钟基本医疗卫生服务圈基本形成，每一千常住人口注册护士数达到 4.7 人。

● 创新医疗卫生服务供给模式

建立专业公共卫生机构、综合和专科医院、基层医疗卫生机构"三位一体"的重大疾病防控机制，建立信息共享、互联互通机制，推进慢性病防、治、管整体融合发展，实现医防结合。建立不同层级、不同类别、不同举办主体医疗卫生机构间目标明确、权责清晰的分工协作机制，不断完善服务网络、运行机制和激励机制，基层普遍具备居民健康守门人的能力。完善家庭医生签约服务，全面建立成熟完善的分级诊疗制度，形成基层首诊、双向转诊、上下联动、急慢分治的合理就医秩序，健全"治疗—康复—长期护理"服务链。引导三级公立医院逐步减少普通门诊，重点发展危急重症、疑难病症诊疗。完善医疗联合体、医院集团等多种分工协作模式，提高服务体系整体绩效。加快医疗卫生领域军民融合，积极发挥军队医疗卫生机构作用，更好地为人民服务。

● 提升医疗服务水平和质量

建立与国际接轨、体现中国特色的医疗质量管理与控制体系，基本健全覆盖主要专业的国家、省、市三级医疗质量控制组织，推出一批国际化标准规范。建设医疗质量管理与控制信息化平台，实现全行业全方位精准、实时管理与控制，持续改进医疗质量和医疗安全，提升医疗服务同质化程度，再住院率、抗菌药物使用率等主要医疗服务质量指标达到或接近世界先进水平。全面实施临床路径管理，规范诊疗行为，优化诊疗流程，增强患者就医获得感。推进合理用药，保障临床用血安全，基本实现医疗机构检查、检验结果互认。加强医疗服务人文关怀，构建和谐医患关系。依法严厉打击涉医违法犯罪行为特别是伤害医务人员的暴力犯罪行为，保护医务人员安全。

随"十三五"规划建议落地，健康中国正式升级至"国家战略"，以三医联动、医药分开、分级诊疗为核心的健康中国建设将成为"十三五"期间深化医疗卫生体制改革的重头戏。而上证报记者近日采访多位医改专家了解到，"互联网＋"将成为深化医改，推进健康中国建设的重要技术手段。历经两年的模式创新、商业试错、资本逐鹿，互联网医疗产业终于有望步入黄金时代。

国家卫计委副主任崔丽指出，要通过"互联网＋"这个手段提高全民健康素养，发展医疗服务行业，并借此实现各行业的协同发展，"互联网＋健康医疗服务产业"将有非常大的合作空间。并表示，发展远程医疗，实行分级诊疗，推进电子健康档案等创新的医疗服务模式在健康中国战略中得到凸显。健康中国建设更加注重体制机制创新，更加注重预防为主和健康促进，更加注重提高基本医疗服务质量和水平，更加注重医疗卫生工作重心下移和资源下行。

中央网信办信息化发展局副局长张望指出："个性化健康管理、在线预约挂号、远程医疗服务等互联网医疗模式将从改变就医习惯、改善就医体验以及破解医疗资源不合理困局，为互联网医疗在健康中国建设中赢得广阔的发展空间。"

（1）北京市人民政府关于积极推进"互联网＋"行动的实施意见

2016 年 1 月 26 日，北京市人民政府办公厅发布《北京市人民政府关于积极推进"互联网＋"行动的实施意见》，为促进首都经济社会持续健康发展，提升实体经济创新力和生产力，提出如下意见。

"互联网＋"医疗。积极发展基于互联网的医疗卫生服务，支持第三方机构建设健康档案、检验报告、电子病历等医疗信息共享服务平台，逐步建立跨医院的医疗数据共享交换标准体系。建立市区两级人口健康信息平台，逐步实现医疗卫生机构间信息共享。加快普及网上预约挂号、网上查询和健康咨询等网上健康服务。实施数字化医院建设，依托新型信息技术构建规范、共享、互信的院内诊疗流程，在二级以上医院推广院内诊疗导航、自助缴费等互联网信息服务。按照医联体运行模式，在影像诊断、检验诊断及教育培训等方面提供远程服务；依托二级以上医院积极开展分级诊疗、双向转诊服务，逐步实现远程医疗全覆盖。建立京津冀人口健康信息协同管理平台和京津冀远程医学影像、病理会诊中心。整合优化信息资源，建设首都人口健康云，开展健康医疗大数据研究和成果转化，促进医疗新技术、新产品孵化。

（2）广州市人民政府关于加快服务贸易发展的实施意见

2016 年 9 月 8 日，广州市政府发布《广州市人民政府关于加快服务贸易发展的实施意见》为加快建设广州国际贸易中心，优化产业结构，提升服务贸易发展水平。

提到要发展生物医药与健康服务。以广州科学城和国际生物岛为重要载体，重点发展生物医药技术服务、中医药服务、高端医疗和健康服务，引入国际知名机构与我市医疗健康服务机构跨境合作。推广"智慧药房＋网络医院"、远程医疗诊断等"互联网＋医疗健康"新模式，加快广州国家医药出口基地建设。

4.《国务院深化医药卫生体制改革领导小组关于进一步推广深化医药卫生体制改革经验的若干意见》

2016 年 4 月 21 日，《国务院深化医药卫生体制改革领导小组关于进一步推广深化医药卫生体制改革经验的若干意见》，就深化医药卫生体制改革是党中央、国务院做出的重大决策，是全面深化改革和全面建成小康社会的重要任务。为进一步巩固和扩大医改成果，现就推广深化医药卫生体制改革经验提出如下意见。

该意见第七章中指出：

- 加强健康信息基础设施建设。构建互通共享、业务协同的国家、省、市、县四级人口健康信息平台，完善以居民电子健康档案、电子病历、电子处方等为核心的基础数据库，打通各类医疗卫生机构数据资源共享通道，健全基于互联网、大数据技术的分级诊疗信息系统，为实现连续、协同、整合的医疗卫生服务提供技术支撑。

- 大力推进便民惠民服务。优化诊疗流程，改善就医环境，统筹安排预约、检查、诊疗、转诊、支付结算等环节，推进互联网预约分诊、移动支付、诊间结算、结果查询等应用。健全检查检验结果互认机制，放大优质资源辐射作用，方便群众就近看病就医。利用移动客户端、物联网等技术，搭建医患双方交流平台，为健康咨询、患者反馈、健康管理等提供便利。充分利用信息化手段，提供远程医疗服务，优先开通 834 个贫困县的远程医疗系统。推进居民健康卡、社会保障卡等应用集成，激活居民电子健康档案应用，加强军地信息衔接、互联互通，推动预防、治疗、康复和健康管理一体化的电子健康服务。合理调配医疗资源，科学安排各专业出诊医师数量，保证医师有足够的诊查时间，提高医疗服务质量。

（1）2016 年 11 月 8 日国务院医改办负责人解读《国务院深化医药卫生体制改革领导小组关于进一步推广深化医药卫生体制改革经验的若干意见》

当前，互联网与医疗正在深度融合，分享经济在医疗领域获得延伸拓展。浙江省杭州市等地在借助信息化改善医疗服务方面的经验证明，"互联网＋健康医疗"理念是推动实现分级诊疗成功落地的技术保障，也是改善群众就医体验的有效途径。

梁万年认为互联网思维可助力加强健康信息基础设施建设，在医疗卫生服务体系改革中发挥技术支撑的作用。构建互通共享、业务协同的国家、省、市、县四级人口健康信息平台，完善以居民电子健康档案、电子病历、电子处方等为核心的基础数据库，打通各类医疗卫生机构数据资源共享通道……一系列"互联网＋健康医疗"经验应该得到进一步推广和应用。

（2）深圳市人民政府关于"深化医药卫生体制改革建设卫生强市"的实施意见

- 建立医学科研协同创新体系。鼓励国内外高水平医学研究机构、学科团队来深打造医学创新平台，力争到 2018 年，分别建成 10 个转化医学、10 个生物医学、5 个精准医学、5 个中医药、5 个"互联网＋医疗"、5 个公共卫生等平台。支持本市医疗卫生机构与其深化合作，探索个体化医疗模式，助推高性能医学装备产业化，促进医、教、研、产一体化，促进生物医学工程高端化发展。（市卫生计生委、医管中心、科技创新委等负责。）

- 支持三级医院建设研究型医院。推动三级医院建设生物医药临床试验基地，促进基础医学和临床研究成果快速转化为临床应用新技术、新方法和新产品，助推高质量组织工程植介入产品、康复产品和先进体外产品的研发和临床应用。到 2020 年，新建成 10 个国家、省级重点实验室、工程实验室、药物和医疗器械临床试验机构等创新载体。（市发展改革委、科技创新委、市场和质量监管委、卫生计生委、医管中心，各区政府、新区管委会等负责。）

- 创新卫生信息化建设模式。推进卫生信息分类编码的标准化，2017 年 12 月前，实现对医疗卫生服务和监管要素的统一编码、一物一码。健全涵盖全员人口信息、居民电子健康档案、电子病历在内的健康大数据库，实施医疗、医药、医保数据中心联网，推动医疗卫生、社会医疗保险、药品监管等信息资源共享。支持信息技术企业参与卫生信息化建设，运用互联网、物联网、大数据、云计算和立体安全技术，建立医疗健康大数据开发、利用、运营和安全管理等新机制，拓展健康信息、智慧医疗服务的广度和深度。（市卫生计生委、人力资源保障局、市场和质量监管委、医管中心等负责。）

- 创新智慧医疗健康管理模式。鼓励社会资本建设网络医疗、智能护理、智慧药房、健康管家等智慧医疗健康服务平台。大力发展远程医疗、移动医疗、移动护理，拓展可穿戴设备应用，促进国内外优质医疗资源向深圳汇集。力争到 2018 年，分别建成两家以上网络示范医院、智能化护理示范医院。运用"互联网＋"，创新免疫接种、慢性病和重症精神疾病患者管理等公共卫生服务模式。（市卫生计生委、发展改革委、医管中心等负责。）

- 探索"互联网＋医药"采购配送模式。探索公立医院药品采购供应市场化运作模式，鼓励医药企业建立互联网药品集中供应平台，将药品品规、价格、功效等信息公开，为公立医院提供药品配送服务，提高药品信息透明度，减少药品流通环节，降低药品采购价格。（市卫生计生委、医管中心、财政委、政府采购中心等负责。）

- 优化医院就医服务流程。2016 年 12 月前，制定公立医院基本医疗服务规程，推动服务流程标准化，规范导医导诊、医患协调、纠纷处置等服务。建成"一站式"市民就医信息平台和市民就医 APP 系统。开展公立医院周边及院内交通治理工程，减少院内地面车辆停放，保障通道畅顺，改善医疗服务环境。（市卫生计生委、医管中心、交通运输委，各区政府、新区管委会等负责。）

5.《医药工业发展规划指南》

大力推动"互联网＋医药"，发展智慧医疗产品。开发应用具备云服务和人工智能功能的移动医疗产品、可穿戴设备，各种类型的基于移动互联网的健康管理软件（APP），可实现远程监护、咨询的远程医疗系统。加强对健康医疗大数据的开发和利用，发展电子健康档案、电子病历、电子处方等数据库，实现数据资源互联互通和共享，指导疾病诊治、药物评价和新药开发，发展基于大数据的医疗决策支持系统。

开发应用健康医疗大数据，重点发展远程医疗系统，可穿戴生理信息监测设备，具备云服务和人工智能功能的家用、养老、康复设备，可提供健康咨询、网上预约分诊、病例随访、检验结果查询等应用的健康管理信息系统。开发可穿戴医疗器械使用的新型电生理传感器、柔性显示器件、高性能电池等核心通用部件。

6. 健康中国论坛

为学习贯彻习近平总书记在全国卫生与健康大会上的重要讲话精神，落实中共中央、国务院印发的《"健康中国2030"规划纲要》，2016年12月2日，第九届健康中国论坛在京隆重举行。本届论坛由人民日报社、农工党中央、国家卫生计生委、国家食品药品监督管理总局指导，人民网、健康时报社、中国人保健康联合主办。论坛设有文化养老、医疗创新等主题单元，国家养老网等互联网养老平台在论坛上正式上线。

开幕式上，十二届全国政协副主席刘晓峰指出，"健康中国"上升为国家战略，体现了中国共产党对保护人民健康，改善生活环境的高度重视，要把推动健康中国、美丽中国的建设，作为全党工作的体现，贯穿于自身建设的全过程。

国家卫生计生委副主任、国务院医改办主任王贺胜指出，新一轮医药卫生体制改革，确立了把基本医疗卫生制度作为公共产品向全民提供的核心理念，提出了保基本、强基层、建机制的基本原理，取得了重大的阶段性的成效。我们要从健康促进的源头入手，强调个人健康责任，通过加强健康教育，提高全民健康素养，广泛开展全民健康运动，塑造自主、自律的健康行为，引导群众形成合理膳食，适量运动。

国家食品药品监督管理总局副局长、药品安全总监孙咸泽表示，食品、药品安全是全民健康的重要支撑。药品方面，提高药品标准，着力提高药品质量，解决低水平重复等问题。积极鼓励企业创新，不断降低药品价格。食品方面，修订《食品安全法》，积极推动食品安全标准的修订。

国家养老网将积淀行业大数据，涵盖企业信息、项目动态、细分领域的发展方向及相关数据，探索"养老＋文化""养老＋科技""养老＋金融""养老＋

地产"，在快速、充分抓取数据的基础上，用云计算等技术对数据进行加工利用，为养老行业、机构组织、地方政府带来实实在在的价值。

7.《国家信息化发展战略纲要》

《国家信息化发展战略纲要》中明确要求推进智慧健康医疗服务。完善人口健康信息服务体系，推进全国电子健康档案和电子病历数据整合共享，实施健康医疗信息惠民行动，促进和规范健康医疗大数据应用发展。探索建立市场化远程医疗服务模式、运营机制和管理机制，促进优质医疗资源纵向流动。加强区域公共卫生服务资源整合，探索医疗联合体等新型服务模式。运用新一代信息技术，满足多元服务需求，推动医疗救治向健康服务转变。

1.2.3 医疗大数据平台建设方向

通过对多种政策的解读，我国的医疗大数据平台建设将发生以下的转变：服务模式（以患者为中心，形成居民健康全过程服务），从被动到主动；医疗模式（以预防为主，人人享有基本医疗卫生服务，将医疗卫生工作重点由后治前移到预防保健），从治病到防病；诊疗模式（避免各自为政，实行上下联合，专业分工），从排斥到联动；数据模式（从业务系统数据向整体数据转变，改变过去的数据不统一、不互通、不共享），从隔离到整体；技术模式（采用各种新技术手段，包括大数据、云计算、物联网、移动互联等，形成技术合力），从简单到综合的转变。

1. 服务模式的转变

新型服务模式要求以患者为中心，形成居民健康全过程服务，这就需要我加强利用医疗大数据形成个性化医疗服务和治疗，即基于基因科学的医疗模式、个体特征和身体情况，通过对居民健康影响因素进行分析，对患者健康信息进行整合，为疾病的诊断和治疗提供更好的数据证据，进行居民健康知识库的积累，从而改进居民健康。医疗个性化服务主要体现在以下方面。

① 利用大数据、人工智能以及众多专家打造个性化医疗。患者的基因型、生活方式、身体特征、多重病患严重影响了治疗效果。提早根据患者的特征设计个性化的治疗方案将有助于降低成本，减少医疗事故。通过挖掘用户基因信息和电子病例将可以做到：根据患者基因信息和患者的其他特征预测各种治疗方案可能的副作用；选择更好的治疗方案，而不是尝试各种治

方案；帮助用户预防疾病或削弱疾病的影响。

② 以个性化用药为例：个性化用药是指采用遗传学与基因组学的方法针对个体所患疾病进行预测、预防及治疗。由于是以个人信息数据为核心来进行开发和研究的，因此需要临床试验过程更加富有灵活性。进行临床试验会得到大量的数据，需要对这些数据进行快速处理，以便可以进行有效的结果判读与修正。目前这种治疗策略受到越来越多的关注。通过了解更多疾病发病机制，个性化用药将有可能借此来改变以往的医疗实践，为患者们提供更加安全、更加有效的医疗服务。

③ 利用大数据技术，对个人健康进行全生命周期管理，实现在任何时间、任何地点都可以访问相关信息，从而保证了健康信息的一致性、连续性。健康管理系统的最主要特点就是：个人的健康状态得到了连续观测，健康分析人员能够有效地对个人健康状况进行分析，以便在身体处于非健康状态时得到及时的干预。

2. 数据模式的转变

医疗大数据平台的建设有利于业务系统数据向整体数据转变，改变过去的数据不统一、不互通、不共享，实现数据从隔离到整体，统一的数据整体将对对整个医疗系统资源配置起到指导性作用。除了以上提到的分级诊疗等，数据模式的转变将对与医疗息息相关的医疗保险带来巨大改变。例如，有人曾分析了澳大利亚的医疗保险行业，认为使用目前的验证技术无法有效发现医疗服务中存在的欺诈、滥用、浪费、错误等现象，原因在于旧的验证技术只关注单个病例，无法利用多个病例间的联系。现在以医疗账单为数据源，建立关于治疗费用、住院时间等数据的预测模型，使用数据挖掘技术发现账单中的异常数据；使用领域专家建立的规则库分析异常账单，发现其中可能存在的问题并给出警告。典型的问题有医疗器材滥用、手术过程与病情诊断不符、过度收费等。提早检测出医疗过程中的问题将为国家保险机构、患者、私立保险机构节省大量花费。

与经济社会发展和人民群众日益增长的服务需求相比，医疗卫生资源的总量相对不足，为了使投入医疗卫生资源能用到恰到好处，就需要强化医疗卫生资源配置的管理能力和规划能力，实现就是掌握了解和分析医疗公共服务在各区域的以往需求量、现在需求量和将来的需求量，以及医疗卫生资源以往的政府供给量、现在供给量和将来的供给量，以在做医疗卫生资源服务预算和规划时基于供需的平衡做出取舍。通过对医疗卫生资源服务供需数据的横向对比分析、数据挖掘等技术处理，可以做出准确性较高的供需平衡预测，供决策管理层规划。

3. 技术模式的转变

随着云计算，物联网，移动互联网等技术的发展，将与医疗大数据形成新的技术合力，医疗大数据平台的建设将完成简单到综合的转变。

在大部分业内人士看来，移动医疗目的不是让医生在移动平台上看病，而是要结合在线的动态病情监测和远程及时管理，为患者提供咨询指导服务，解决看病难的问题。而将物联网的概念整合到医学上，联合无线传感器、信息技术和现有的动态网络设施，实现远距离的医院、病人和医疗设备之间的互动，将最终实现对居家病人的全天候检查和诊断。

当前社会的老龄化发展趋势明显，对于整个社会而言，不只是人口结构的变化，更影响了整体医疗服务结构。而且目前面临的问题很多，尤其以"效率较低的医疗体系、质量欠佳的医疗服务、看病难且贵的就医现状"为代表的医疗问题为社会关注的主要焦点。大医院人满为患，社区医院无人问津，病人就诊手续烦琐等问题都是由于医疗信息不畅，医疗资源两极化，医疗监督机制不全等原因导致，这些问题已经成为影响社会和谐发展的重要因素。

利用各种物联网新技术的导入，智慧医疗将改变目前医疗服务的现状、医院内外以及医患关系都将发生新的变化，医疗服务将会更加有弹性与开放，可以为不断持续提升医疗服务品质，例如电子病历与疾病信息平台的建立，都将有助医院无纸化并进一步打通病患信息的共享机制。从而使患者用较短的治疗时间、支付基本的医疗费用，就可以享受安全、便利、优质的诊疗服务。具体的来讲，新技术的采用主要有以下 4 个优点：

① 利用多种传感器设备和适合家庭使用的医疗仪器，能够更快速、实时地采集各类人体生命体征数据，有利于医院更频繁获取更丰富的数据，同时也减轻了减医护人员的负担。

② 采集的数据通过无线网络自动传输至医院数据中心，医务人员利用数据提供远程医疗服务，能够提高服务效率，缓解医院排队问题，并减少交通成本。

③ 数据集中存放管理，实现数据广泛共享和深度利用，从而能够对大量医疗数据进行分析和挖掘，有助于解决关键病历和疑难杂症。

④ 能够以较低的成本对亚健康人群、老年人和慢性病患者提供长期、快速、稳定的健康监控和诊疗服务，降低发病风险，间接减少对稀缺医疗资源（床位等）的需求。

1.2.4 医疗大数据平台建设现状

据前瞻产业研究院发布的《2017—2022 年全球健康医疗大数据行业发展前景预测与投资战略规划分析报告》的数据显示，2014 年，美国健康医疗大数据行业的市场规模约为 62 亿美元；2015 年，美国健康医疗大数据行业的市场规模达到 102 亿美元，同比增长了近 65%。综合考虑健康医疗大数据近几年发展以及未来的趋势，预计到 2021 年，美国健康医疗大数据的市场规模有望接近 1 000 亿美元。

为建设适应卫生改革与发展需求的信息化体系，提高医疗卫生服务与管理水平，国家医疗数据中心 2015 年 5 月 26 日在北医建立。国家医疗数据中心通过规范、指导医院基础数据，提升数据质量，逐步将临床数据和基础标本资源库有效衔接，最终实现精准医疗。据介绍，随着大数据技术运用，大量的相关指标的分析研究，该中心将对现有的医疗统计数据进行第三方印证、评估，从而提高统计数据的质量和可信度，并提高数据分析效率、数据分析结果与基层数据提供单位实现数据共享，从而实现数据规范的管理机制，为更多的机构研究、数据分析奠定基础。国家医疗数据中心还将借助有效数据信息，改变政府行政模式，使管理更科学、更有效。同时集中优质资源，借鉴国际经验，建立科学有效的评价指标和评价模型。在健康管理追踪随访服务方面，疾病谱分析方面，如年龄、结构、地域分布等流行病学调查，借助网络医疗、大数据、云计算等先进的信息技术，为百姓看病就医改善，实现人人享有健康权利的总目标发挥作用。

百万人群队列平台，由北京邮电大学可信分布式与服务教育部重点实验室和空军总医院人口与健康平台联合建立，以数据安全为基础，应用相关数据标准，提供互联互通的数据服务。该服务主要针对几类人群（医生、居民个体，还有相关部门的管理人员）提供统计分析结果。最后是在授权许可的情况下为研究人员提供的数据服务。该平台在已有数据的基础上，研发了基于健康数据的分析预测模型。对于医生的，其模型主要应用在慢性病的辅助决策诊疗系统，包括"高血压精准诊疗""代谢综合症""糖尿病""骨质疏松"

"运动处方"辅助决策诊疗系统。一方面可以在医生诊疗时提供参考；另一方面可以培训同质化医疗水平的医生。对于居民个体，该平台设计了"生命信息保险箱"，用户有别于传统的应用，可以自主上传自己的健康数据，服务器会采用 OCR 技术识别体检报告等，形成属于居民个体的电子健康数据，形成全周期的健康数据。

青岛蓝海阳光健康管理平台，由中国医疗保健国际交流促进会——医学数据与医学计量分会与胶州市政府联合建立，旨在构建新型健康管理模式，为胶州人民提供全生命周期的、全方位的健康管理。平台提供体质分析、免散瞳底照相、动态心电动态血压检测、脑血流图检测等多项检测，为健康管理、慢性病预防提供大量真实可用的分析数据。以这些数据为基础，平台绑定的专家为用户提供专业的健康建议的同时也为科研积累了大量的案例，通过数据的不断循环利用，实现了服务到科研，科研再到服务的有效循环，不断提升服务质量与科研水平。在隐私保护方面，平台采用基于角色的访问控制策略，严格控制接入者的访问内容和操作权限，实现统一的认证管理，为用户提供健康管理服务的同时保证用户隐私不会泄露。

中国首家"肿瘤精准医学大数据中心"2016 年 1 月 15 日在天津落成。目前，该中心对肿瘤医疗数据信息进行有效规范的收集、分析、利用，已经成为未来发展精准医疗的强大助推器和战略性基础设施。当前的肿瘤治疗正逐渐从对"症"治疗向对"基因"治疗转变，肿瘤的诊疗观念也经历了从经验医学到循证医学的过渡，已经步入了"精准医学"的发展阶段。"精准医学"是以个体化医疗为基础，考虑到每个人基因、环境和生活方式等个体化差异，用于疾病的预防和治疗的新兴医学概念与医疗模式，可以为临床医生提供更为准确的病因及用药指导，向患者提供更加准确、安全、高效的医疗健康服务。该中心未来将开发覆盖全国的精准医疗大数据平台，并最终建立包含生物样本库、组学数据、临床数据、随访数据、知识库、文献库在内的"肿瘤精准医疗联盟网络"。医生可以在该中心通过基因测序等高科技手段，结合大数据分析，实现精准的疾病分类和诊断，制定出具有针对性、个性化的肿瘤预防及治疗方案，进行精准化诊治，实现最大限度地提高肿瘤治疗的疗效。

我国医疗大数据平台的建设还需在以下方向上继续努力：

第一，不断增强"自主健康"服务体验。主要是让健康数据"多跑路"，让人民群众"少跑腿"，提供更加优质的健康医疗卫生服务。从现在已有的实践看，互联网健康咨询、预约就诊、预约挂号、诊间结算、医保联网异地结算、移动支付等方面，都给老百姓带来更加便捷的应用服务，变"三长一短"为"三短一长"。群众体会最深的是挂号和支付，现在只需通过互联网或移动 APP 等方式就可完成，比较好地解决了排长队，花很长时间才能完成就诊过程等问题。

第二，放大优质医疗资源的服务工具。主要是大家希望在某一些病种的诊疗上能够得到最优质的资源。随着健康医疗大数据的发展和完善，大数据技术与健康医疗服务的深度融合应用，能够使优势资源"下得去"，更好地推动分级诊疗落地，加快远程医疗普及，推动精准医疗发展。现在部分医改试点省开展了医学检验检查结果互认共享等方面的探索，主要是后台的大数据支撑，所有的常见病例、既往病例，都能记录在案，医生可以通过有效、连续的诊疗记录，运用大数据支撑，给病人以优质、合理的诊疗方案。也就是为优质医疗资源的延伸放大提供了更扎实可靠的技术支撑。

第三，"整合型"健康医疗服务模式探索的新业态，给老百姓看病就医带来更多的好处。主要是对健康管理，做到预防为主、防治结合。中医讲"治未病"，利用大数据，将各种健康数据、各种生命体征的指标，集合在我们的数据库和健康档案里面，然后再通过可穿戴设备，及时监控血压、心率等方面的生命体征指标，及时进行健康提醒。通过大数据分析应用，推动覆盖全生命周期的预防、治疗、康复和健康管理的一体化健康服务，这是未来健康服务管理的新趋势。

1.3 云计算及其应用

1.3.1 本节导读

- 《健康中国 2030 规划纲要》，国家对医疗健康云平台的支持力度不断加大。
- 《全国医疗卫生服务体系规划纲要（2015—2020 年）》提出开展健康中国云服务计划，积极应用移动互联网、物联网、云计算、可穿戴设备等新技术。
- 《关于促进和规范健康医疗大数据应用发展的指导意见》，将医疗大数据正式纳入国家发展，将"实施健康中国云服务计划"列入重点任务。

- 《非法行医罪司法解释》《医疗机构执业许可证》等条例和相关规定中为集中云计算医疗平台中医生资源奠定了基础。

- 《"互联网＋"人工智能三年行动实施方案》鼓励发展智能可穿戴设备面向医疗健康，结合云计算拓展功能。

- 《国家信息化发展战略纲要》提出着力构筑移动互联网、云计算、大数据、物联网等领域比较优势。

- 《关于加强国家网络安全标准化工作的若干意见》《中华人民共和国网络安全法》中涉及云计算安全等问题。

- 《促进大数据发展行动纲要》，利用云计算等技术，系统部署大数据发展工作，发展大数据医疗健康云平台。

- 《工业控制系统信息安全防护指南》为工业云平台安全防护提出了具体实施指南。

- 《实施〈中华人民共和国促进科技成果转化法〉若干规定》《促进科技成果转移转化行动方案》《实施〈促进科技成果转化法〉若干规定》《促进科技成果转化法》为云计算等科技成果提供了保障和具体实施细则。

- 《关于实行以增加知识价值为导向分配政策的若干意见》，再次为我国科技成果转化破除了体制机制障碍。

- 《关于促进和规范健康医疗大数据应用发展的指导意见》提出到 2020年，建成国家医疗卫生信息分级开放应用平台。

- 《关于印发进一步改善医疗服务行动计划的通知》依托云计算平台将医疗数据上"云"，真正达到信息共享互通。

- 《发展云计算大数据产业战略合作框架协议》为多省政府与浪潮集团签署的合作协议，大力推进基于云计算、大数据、移动互联网、物联网、"互联网＋"等为基础的信息化建设。

- 《贵州省大数据发展应用促进条例》等省部级材料促进了各省云计算平台的建立和发展，带动云计算医疗的发展。

1.3.2　专题政策及应用

为促进我国医疗卫生资源进一步优化配置，《全国医疗卫生服务体系规划纲要（2015—2020 年)》中提出开展健康中国云服务计划，积极应用移动互联网、物联网、云计算、可穿戴设备等新技术，推动惠及全民的健康信息服务和智慧医疗服务，推动健康大数据的应用，逐步转变服务模式，提高服务能力和管理水平。

2016 年 6 月，国务院办公厅公布《关于促进和规范健康医疗大数据应用发展的指导意见》，将医疗大数据正式纳入国家发展。根据计划，到 2017 年年底，基本形成跨部门健康医疗数据资源共享共用格局；到 2020 年，建成国家医疗卫生信息分级开放应用平台，实现与人口、法人、空间地理等基础数据资源跨部门、跨区域共享，依托现有资源建成 100 个区域临床医学数据示范中心，基本实现城乡居民拥有规范化的电子健康档案和功能完备的健康卡。

该意见将"实施健康中国云服务计划"列入重点任务，提出"健全检查检验结果互认共享机制，全面建立远程医疗应用体系"。国家卫生计生委规划信息司副司长张锋也曾表示，健康医疗云服务前景广阔，政府部门将积极推进新技术与医疗技术的结合，支持安全、可信、可持续的智能型设备和软件系统研发。医疗云可以将医疗服务的各端（医生端、患者端、管理端等）连接起来，并将数据集成在同一个平台上，实现资源共享。一方面，云平台存储医生、患者的海量数据，实现信息标准统一化，打破医院之间的信息孤岛；另一方面，医生可以通过云端随时随地与患者沟通，对患者的管理能力也将大幅提升。

2016 年 5 月 23 日，国家发改委、科技部等 4 部门联合印发了《"互联网＋"人工智能三年行动实施方案》，智能可穿戴设备就是其中的重点工程之一。新兴的智能可穿戴产业已越来越引起业界的重视。鼓励企业面向健康、医疗、体育、人身安全、工业、商业等领域，积极开展差异化细分市场需求分析，促进应用人工智能技术的可穿戴设备创新，大力丰富应用服务，提升用户体验。合理化运用智能可穿戴设备这一云计算、大数据的数据入口，本身功能有限的智能可穿戴设备可以通过移动互联网连接到云端，依靠云计算增强产品功能。

2016 年 7 月，中共中央办公厅、国务院办公厅印发了《国家信息化发展战略纲要》，此为规范和指导未来 10 年国家信息化发展的纲领性文件，坚持走中国特色信息化发展道路，以信息化驱动现代化，建设网络强国，迫在眉睫、刻不容缓。提出构建先进技术体系，积极争取并巩固新一代移动通信、下一代互联网等领域全球领先地位，着力构筑移动互联网、云计算、大数据、物联网等领域比较优势。积极参与国际网络空间安全规则制定。巩固和发展区域标准化合作机制，积极争取国际标准化组织重要职位。在移动通信、下一代互联网、下一代广播电视网、云计算、大数据、物联网、智能制造、智慧城市、网络安全等关键技术和重要领域，积极参与国际标准制定。鼓励企业、科研机构、社会组织和个人积极融入国际开源社区。鼓励应用云计算技术，整合改造已建应用系统。

2016 年 8 月 22 日，中央网信办发布《关于加强国家网络安全标准化工作的若干意见》，围绕"互联网＋""大数据"等国家战略需求，加快开展关键信息基础设施保护、网络安全审查、大数据安全、个人信息保护、智慧城市安全、物联网安全、新一代通信网络安全、互联网电视终端产品安全、网络安全信息共享等领域的标准研究和制定工作。

2016 年 8 月，中央网信办、国家质检总局、国家标准委近日联合印发《关于加强国家网络安全标准化工作的若干意见》，对加强网络安全标准化工作作出部署。坚持急用先行，围绕"互联网＋"行动计划、"中国制造 2025"和"大数据发展行动纲要"等国家战略需求，加快开展关键信息基础设施保护、网络安全审查、网络空间可信身份、关键信息技术产品、网络空间保密防护监管、工业控制系统安全、大数据安全、个人信息保护、智慧城市安全、物联网安全、新一代通信网络安全、互联网电视终端产品安全、网络安全信息共享等领域的标准研究和制定工作。

2016 年 9 月，国务院印发《促进大数据发展行动纲要》，系统部署大数据发展工作。其中医疗健康服务大数据包括构建电子健康档案、电子病历数据库，建设覆盖公共卫生、医疗服务、医疗保障、药品供应、计划生育和综合管理业务的医疗健康管理和服务大数据应用体系。探索预约挂号、分级诊疗、远程医疗、检查检验结果共享、防治结合、医养结合、健康咨询等服务，优化形成规范、共享、互信的诊疗流程。鼓励和规范有关企事业单位开展医疗健康大数据创新应用研究，构建综合健康服务应用。利用大数据、云计算等技术，对各领域知识进行大规模整合，搭建层次清晰、覆盖全面、内容准确的知识资源库群，建立国家知识服务平台与知识资源服务中心，形成以国家平台为枢纽、行业平台为支撑，覆盖国民经济主要领域，分布合理、互联互通的国家知识服务体系，为生产生活提供精准、高水平的知识服务。提高我国知识资源的生产与供给能力。

《中国制造 2025》提出通过政府引导、整合资源，实施国家制造业创新中心建设、智能制造、工业强基、绿色制造、高端装备创新五项重大工程，实现长期制约制造业发展的关键共性技术突破，提升我国制造业的整体竞争力。大力推动重点领域突破发展，聚焦新一代信息技术产业，积极发展服务型制造和生产性服务业。工业互联网、云计算、大数据在企业研发设计、生产制造、经营管理、销售服务等全流程和全产业链的综合集成应用。实施工业云及工业大数据创新应用试点，建设一批高质量的工业云服务和工业大数据平台，推动软件与服务、设计与制造资源、关键技术与标准的开放共享。

2016 年 10 月，工业和信息化部印发《工业控制系统信息安全防护指南》，指导工业企业开展工控安全防护工作。近年来，随着信息化和工业化融合的不断深入，工业控制系统从单机走向互联，从封闭走向开放，从自动化走向智能化。在生产力显著提高的同时，工业控制系统面临着日益严峻的信息安全威胁。对数据安全保护方面提出了具体实施细则。用户在登录工业主机、访问应用服务资源及工业云平台等过程中，应使用口令密码、USB-key、智能卡、生物指纹、虹膜等身份认证管理手段，必要时可同时采用多种认证手段。

2016 年 11 月 7 日，第十二届全国人大常委会第二十四次会议通过《中华人民共和国网络安全法》，进一步界定了关键信息基础设施范围、对攻击、破坏我国关键信息基础设施的境外组织和个人规定相应的惩治措施、增加了惩治网络诈骗等新型网络违法犯罪活动的规定等。网络安全法将于 2017 年 6 月 1 日起施行。

2016 年 12 月 15 日，云南省政府与浪潮集团在汉签署《发展云计算大数据产业战略合作框架协议》，双方将在云计算、大数据领域深入开展合作，加快推动"云上云"行动计划实施。本月初，云南省委书记李纪恒主持召开省委常委专题会议，首次明确实施"云上云"计划。据了解，云南实施的"云上云"行动计划，就是要加强信息化基础设施建设，大力推进基于云计算、大数据、移动互联网、物联网、"互联网＋"等为基础的信息化建设。要重点打造新一代信息技术产业、电子信息产品制造业、区域信息服务产业，培育信息经济新业态，推进信息产业跨越发展。

2016 年 12 月 21 日，浪潮集团与湖北省人民政府签署战略合作框架协议省委书记蒋超良，省委副书记、代省长王晓东，浪潮集团董事长孙丕恕一致认为，湖北在电子信息、云计算、大数据等领域集聚了大量企业和技术人才，具备良好产业基础和区位优势。加强战略合作，必将进一步发挥浪潮集团在云计算、大数据上的领先优势，更深程度地融入湖北经济社会发展。

目前，浪潮已经建成北京、济南两个核心云数据中心和 14 个地市云数据中心，与全国 64 个省、市签署战略合作协议，为山东、重庆、济南、绵阳、常德等 23 个省（市）级政府和国家质检局、食药监局、海关总署等部委提供云服务，参与了 15 个部委的云服务规划，实现中国政务云服务市场占有率第一。

2016 年 2 月，国务院印发《实施〈中华人民共和国促进科技成果转化法〉若干规定》，明确了一系列重要政策规定和操作性措施，推动新修订的促进科技成果转化法落地实施。

2016 年 4 月，国务院办公厅印发《促进科技成果转移转化行动方案》，面向"十三五"时期部署了 8 个方面 26 项重点任务。加强科技成果管理与科技计划项目管理的有机衔接，鼓励各类机构运用云计算、大数据等新一代信息技术，积极开展科技成果信息增值服务，提供符合用户需求的精准科技成果信息。开展科技成果转化为技术标准试点，推动更多应用类科技成果转化为技术标准。

王志刚表示，实施促进科技成果转移转化行动，与修订《促进科技成果转化法》和出台《实施〈促进科技成果转化法〉若干规定》，是一个整体考虑和系统性部署，形成了从修订法律条款、制定配套细则，到部署具体任务的科技成果转移转化工作"三部曲"。

2016 年 11 月，中共中央办公厅、国务院办公厅印发《关于实行以增加知识价值为导向分配政策的若干意见》，再次为我国科技成果转化破除了体制机制障碍，为云计算的发展和各类科技的融合提供了方向和指导性意见。

2016 年 6 月，"北京大学—神州控股协同创新中心"的成立备受业界关注。北京大学和神州控股将联合开展智慧城市、大数据、云计算等新一代 IT 技术攻关、原型研发和项目孵化，在新形势下探索和创新高校前沿技术成果的产业化模式，并逐步吸纳产业、学术和用户多方参与，通过产学研结合促进科技创新和科技成果转化。

1.3.3 云计算的医疗应用情况

1. 云计算在精准医疗中的应用

我国《中华人民共和国国民经济和社会发展第十三个五年规划纲要》第二十三章支持战略性新兴产业发展规划中,生物技术、精准医疗名列其中。随着《健康中国 2030 规划纲要》的出台,国家对精准医疗的支持力度不断加大。12 月 17 日,P4China 国际精准医疗大会在京举行,旨在汇聚政、产、学、研、资各方力量,并将政策、监管、资本、技术、应用、商业整合在一个平台,进一步探讨从系统生物学研究、精准诊断的应用到转化医学的研发,展示国际国内领先精准医疗的成果转化与最佳实践,助力于我国精准医疗产业未来良好发展。

数据显示,2015 年全球精准医疗市场规模近 600 亿美元,预计 2015—2020 年增速达 15%,是医药行业增速的 3~4 倍。作为当今医疗领域的蓝海区域,基因测序相关产业将面临巨大的发展潜力和投资机遇。基因测序技术在先天缺陷、罕见病、肿瘤、心血管等多种类疾病的确诊及用药指导方面,有着独特的作用。对于遗传性罕见病而言,通过基因测序手段预防、筛查、诊断及用药指导,越来越成为一种刚性需求。在传统的诊疗模式下,临床医生需要各种检查数据以及查体来对病人进行诊断。一旦分子层面的检测在临床进行开展,云计算平台可以通过对同一种疾病临床数据及分子检测数据的收集和快速分析,对特定的病人给出相应的辅助诊断参考,甚至给予相应的用药方案。

基因测序和大数据、云计算紧密相连。云计算的优势在于能够通过分布式计算对大数据进行处理,从而极大提升运算效率以及降低成本。2016 年 3 月,全球知名的药明康德与华为宣布签署战略合作框架协议,双方将结合药明康德子公司明码生物科技在基因组学及精准医疗领域丰富的经验和技术能力,以及华为行业领先的云架构及服务能力,携手在中国打造先进的精准医疗云平台,助力中国精准医疗计划。

"2016 全球精准医疗(中国)峰会"于 12 月 3 日在上海召开。1 000 多位精准医疗产业的领军人物和从业者出席了本届大会,共同探讨我国精准医疗产业的创新发展。本届大会以"全球视野洞见前沿,本土创新引领未来"为主题,来自政府监管机构的政策制定者,中外精准医疗领域的院士教授学者及科研技术大牛，知名肿瘤医院院长及临床医师，优异创新的医药公司、生命科学及生物技术公司、CRO 企业、大数据解决方案提供商，专注精准医疗投资的投资机构高层等代表齐聚一堂，通过思想的切磋与碰撞，共议中美精准医疗市场前景与最新政策法规、大数据、云计算、前沿精准医疗科技创新应用与投融资机会、基因检测与体外诊断、肿瘤的个性化临床治疗、新型抗体药物研发的创新合作、生物样本库与人群队列研究、细胞治疗等精准医疗产业热点议题，共同探讨精准医疗面临的机遇与挑战及产学研创新发展。

2. 云计算在"互联网＋"医疗中的应用

2016 年 12 月 21 日，国务院总理李克强主持召开国务院常务会议，通过"十三五"卫生与健康规划，部署今后五年深化医药卫生体制改革工作。

国家卫计委宣传司司长毛群安在"2016'互联网＋'健康中国大会"上表示，"互联网＋医疗"实质是健康信息的深入探讨。利用信息技术加强健康医疗工作：借助技术优化就医流程，改善医患交流的模式，监测全生命周期的健康素养，提升医疗资源的配置效率，利用医学影像智能分析、远程医疗技术等手段降低医疗成本，提升医疗质量，改善基层医疗服务能力，推进精准的健康服务。

国务院办公厅 2016 年 6 月印发《关于促进和规范健康医疗大数据应用发展的指导意见》提出，到 2020 年，建成国家医疗卫生信息分级开放应用平台，实现与人口、法人、空间地理等基础数据资源跨部门、跨区域共享，医疗、医药、医保和健康各相关领域数据融合应用取得明显成效。

对此，国家卫生计生委卫生发展研究中心副主任杨洪伟认为，这是国家首次将健康医疗大数据确定为重要的基础战略资源。应当积极引导促进健康医疗大数据安全规范应用，通过"互联网＋健康医疗"，探索创新模式，培育发展新业态，努力建设人民满意的医疗卫生事业，打造健康中国。

作为 2015—2017 年卫生计生系统重点工作，卫计委发布《关于印发进一步改善医疗服务行动计划的通知》中提出发挥信息技术优势，改善就医体验。在不断增强基层医疗机构实施治疗、康复、护理复查、随访，并缓解三级医院就诊压力的形式下，为分级诊疗云平台提供了机会。

3. 云计算在穿戴式医疗设备中的应用

科技部在《医疗器械科技产业"十二五"专项规划》中将移动医疗定为重点技术发展领域和重点产品开发领域；卫生部在《国家重大专项"区域协

同医疗服务示范工程"》中把移动医疗作为重点发展方向之一，发起并赞助一批医疗示范项目；工信部在《物联网"十二五"规划》中，将智能医疗作为九大重点领域之一，个人医疗监护和远程诊断是发展重点等重要部门提出的相关要求，更是加快了智慧医疗时代发展的步伐。

2016 中国国际智慧医疗创新大会及可穿戴设备新技术展览会于 5 月 26 日在上海举行，大会探讨了全球智慧医疗产业新热点，"互联网＋医疗"与可穿戴医疗设备应用等成为热点议题，为实现我国智慧健康产业可持续发展起到重要的助推作用。

可穿戴设备作为智慧医疗获取信息的重要入口，通过大数据、云计算、物联网等技术应用，实时采集大量用户健康数据信息和行为习惯。可穿戴设备将成为远程医疗和远程看护的优选终端。

随着"互联网＋医疗"深入推进信息化，以及"健康中国"建设的全面提速，作为互联网医疗细分领域的可穿戴医疗设备有望步入快速发展期。

1.3.4 医疗云未来的发展趋势

1. 医疗云的形态将会呈现出多样化的趋势

未来医疗云的形态将会呈现出多样化的趋势，满足不同等级、不同类型医疗机构的需求；私有云在医院的渗透率将进一步提高，医疗用户对公有云和混合云的接受程度会不断上升。

2. 数字医院云的部署范围会越来越大，区域医疗云向纵深发展

数字医院云的部署将会从大型医院向中小医院拓展；区域卫生云的部署会向深度发展；社区卫生服务机构医疗云的应用上还处于尝试期，但是其体量小的业务特点更适合使用云计算技术，预计未来随着分级诊疗的推进会加快医疗云部署的脚步；健康云的盈利模式将会逐步清晰和成熟，落地的案例将会逐步增加。

3. 医疗云的部署方式将呈现从外到内、从点到块、从小体量到整体业务的趋势

未来医疗行业云计算上部署的业务，将会呈现由外到内、从边缘到核心、从点到块的趋势；未来医疗云的部署方式，将会逐步从体量小的业务过渡到体量大的业务，从单个新业务的部署到整个业务流程的迁移；从医疗云的部

署内容看，越灵活、越新的业务，越适合部署到云上；相对来说，传统的、体量大的、投资多的业务转型不太容易。所以，未来新的、有互联网基因的业务更适合部署到云上。

1.4　移动医疗

1.4.1　本节导读

- 《国务院关于印发中医药发展战略规划纲要（2016—2030 年）的通知》提出大力发展中医远程医疗、移动医疗、智慧医疗等新型医疗服务模式。
- 《"十三五"国家战略性新兴产业发展规划》指出要发展智能化移动化新型医疗设备。
- 中国研究型医院学会移动医疗专业委员会，共同研究如何采用移动医疗破解分级诊疗难题，革新传统就医模式，降低群众医疗成本。

1.4.2　专题政策与解读及相关举措

1. 中华人民共和国国民经济和社会发展第十三个五年规划纲要

2016 年 3 月 17 日中国人民政府发布《中华人民共和国国民经济和社会发展第十三个五年规划纲要》在第二十六章第二节加快多领域互联网融合发展中提到：

组织实施"互联网＋"重大工程，加快推进基于互联网的商业模式、服务模式、管理模式及供应链、物流链等各类创新，培育"互联网＋"生态体系，形成网络化协同分工新格局。引导大型互联网企业向小微企业和创业团队开放创新资源，鼓励建立基于互联网的开放式创新联盟。促进"互联网＋"新业态创新，鼓励搭建资源开放共享平台，探索建立国家信息经济试点示范区，积极发展分享经济。推动互联网医疗、互联网教育、线上线下结合等新兴业态快速发展。放宽融合性产品和服务的市场准入限制。

2. 国务院关于印发中医药发展战略规划纲要（2016—2030 年）的通知

2016 年 2 月 22 日《中医药发展规划纲要（2016—2030 年）》在第三章重

点任务第六小结中提到：

推动"互联网＋"中医医疗。大力发展中医远程医疗、移动医疗、智慧医疗等新型医疗服务模式。构建集医学影像、检验报告等健康档案于一体的医疗信息共享服务体系，逐步建立跨医院的中医医疗数据共享交换标准体系。探索互联网延伸医嘱、电子处方等网络中医医疗服务应用。利用移动互联网等信息技术提供在线预约诊疗、候诊提醒、划价缴费、诊疗报告查询、药品配送等便捷服务。

在该《国务院关于印发中医药发展战略规划纲要（2016—2030年）的通知》第二章主要任务加小结中提到：

① 建设智能示范工厂。推进医药生产过程智能化，开展智能工厂和数字化车间建设示范。加快人机智能交互、工业机器人等技术装备在医药生产过程中的应用，推动制造工艺仿真优化、状态信息实时反馈和自适应控制。应用大数据、云计算、互联网、增材制造等技术，构建医药产品消费需求动态感知、众包设计、个性化定制等新型生产模式。加快医疗器械产品数字化、智能化，重点开发可穿戴、便携式等移动医疗和辅助器具产品，推动生物三维（3D）打印技术、数据芯片等新技术在植介入产品中的应用。推进医药生产装备智能化升级，加快工控系统、智能感知元器件等核心技术装备研发和产业化，支撑医药产业智能工厂建设。

② 开展智能医疗服务。发挥优质医疗资源的引领作用，鼓励社会力量参与，整合线上线下资源，规范医疗物联网和健康医疗应用程序（APP）管理。积极开展互联网在线健康咨询、预约诊疗、候诊提醒、划价缴费、诊疗报告查询等便捷服务。加强区域医疗卫生服务资源整合，鼓励医疗服务机构建立医疗保健信息服务平台，积极开展互联网医疗保健信息服务。引导医疗机构运用信息化、智能化技术装备，面向基层、偏远和欠发达地区，开展远程病理诊断、影像诊断、专家会诊、监护指导、手术指导等远程医疗服务。

3. 中国研究型医院学会移动医疗专业委员会年会

2016年12月9日上午，由中国研究型医院学会移动医疗专业委员会主办的2016中国研究型医院学会移动医疗专业委员会年会暨第三届全国"互联网＋医疗"学术高峰论坛在开封召开。

与会专家、院长围绕"互联网＋政策""互联网＋分级诊疗""互联网＋学科发展""互联网＋大数据"和"互联网＋医院管理"进行专题报告。国家卫计委卫生发展研究中心主任郝晓宁以《"互联网＋医疗"的风险管理》为题解析互联网医疗在发展中的各方面风险因素等内容，社科院公共政策研究中心副主任杜创站在国家政策层面与大家分享了《促进互联网医疗发展的政策和制度环境》，广东省网络医院院长周其如作《推进网络医疗发展，助力分级诊疗落实》，复旦大学附属医院妇产科医院院长徐丛剑讲解了《互联网建设与医院精细化管理》。

通过此次会议，全国众多专家汇聚一堂，共同研究如何采用移动医疗破解分级诊疗难题，革新传统就医模式，降低群众医疗成本，谋划"互联网＋医疗"新篇章。与会专家纷纷表示，"互联网＋医疗"的发展任重道远，大家将直面挑战，及早构建"互联网＋医疗"完美体系，让基层群众能够平等享受到优质医疗资源，助力健康中国梦。

1.4.3　移动医疗建设方向

1. 移动医疗新的发展模式

① 线下诊所：市场呈现以春雨医生为代表的合作式线下诊所和丁香园为代表的自建式线下诊所。O2O 服务模式创新，与医疗机构的资源、利益冲突，医保支付限制成主要阻碍。

② 医护上门：市场呈现以点点医、医护到家为代表，提供包括打针、导尿、糖尿病管理、医疗按摩等的医疗护理 O2O 服务。服务类型受限于服务定位，延伸的资金流服务需继续探索。

③ 海外医疗：市场呈现以春雨国际、迈德瑞为代表，提供包括医美、试管婴儿、体检等的一站式海外医疗旅游服务。目标人群属性鲜明但规模有限，对海外团队要求较高，开拓医院资源成主要挑战。

④ "互联网＋医生"集团：市场呈现以张强医生集团、大家医联为代表，同时面向医院、医生、患者提供基于互联网技术的合作、医疗服务。缺少医保支持，目标用户为高端自费人群或自费意愿强的患者，需建立信任。

⑤ 商保入驻：市场呈现春雨医生、丁香园等诸多移动医疗企业与商业保险公司开展合作，推出针对不同细分病种的商保产品。基本医保仍主导，商保市场较小，需等待国家医疗制度突破。

⑥ 医药品电商：市场呈现移动医疗企业自建或与医药电商企业合作构建"医＋药"服务闭环。移动医疗可提升医药电商用户转化率，医药电商可加速

移动医疗商业化。未打通医保支付环节仍是阻碍因素。

2. 2016 年互联网移动医疗市场发展解读

我国互联网医疗用户规模为 1.52 亿户，已经占网民的 22.1％。其中，诊前环节的互联网医疗服务使用率最高——在线医疗保健信息查询、在线预约挂号和在线咨询问诊总使用率为 18.4％。

在国家政策上有《全国医疗卫生服务体系规划纲要（2015—2020 年）》强调了积极引用移动互联网、云计算、物联网等技术推动健康信息、智慧医疗服务。规划纲要指出按照"以问题为导向确定规划思路，以床位为核心提出规划指标"的路径，规划纲要编制的基本思路是：在宏观调控下，适度有序发展，重在调整结构、系统整合、促进均衡。着力解决"办什么、办在哪、办多少、办多大"4 个问题。

《2016 年中国互联网医院白皮书》首次对我国互联网医院进行全景式扫描。截止到 2016 年 11 月，全国互联网医院大军已经扩充到约 36 家。其中，已经实现落地运营（已经提供 PC 端或者 APP 端服务入口）的共有 25 家，其他 11 家在 2016 年已经公开宣布签约在建。

3. 中国移动医疗行业的发展总结

日前，移动医疗专业委员会年会暨"互联网＋医疗"高峰学术论坛召开，就移动医疗对传统医疗机构造成的影响进行讨论。移动医疗由于具有多领域交叉的特点与优势，移动医疗目前实际上已经成为人们了解实体医院的途径，也提高了当地医疗信息的透明程度。因此，对于现有的医疗行业来说，移动医疗是一个有效的补充。同时，移动医疗当下火热的另一个原因，就是其"轻问诊"模式能够满足大多数人的需求。患者各类检验报告、病况信息上传到网上，会有专业的医生来解答。这种方式给患者带来了极大的便利，能够解决大约 50％ 的患者需求，并且"轻问诊"模式还有着极为多样的变现途径，如咨询、诊所预约、私人医生等，都可以与"轻问诊"有效对接。移动医疗是以实现分级诊疗、缓解大医院门诊压力而出现的。因此，就目前来看还是有很大的创新发展前景。

4. 移动医学知识普及平台

长期以来，医疗资源造成的极度不均衡，优质的医疗资源不断向大城市尤其是省会城市倾斜，分级诊疗制度建设不健全，使很多不需要去三甲医院的患者占掉很多三甲医院的资源，让病患的就医效率变得极低。除了"看病难"以外，"看病贵"也是医疗行业的一大痛点。很多病患都有过"小病大治""过度治疗"的担忧。

而自诊问诊类移动医疗应用的出现为以上问题提供了一条有效的解决之道，让大众可以通过自诊问诊类移动医疗应用来管理个人在日常生活中健康问题。让病患不再"一点小病就要去医院"，也不再"忍着小病拖成大病"，同时也打破了地域限制，能够有效弥补我国优质医疗资源分布不均衡的问题，让人看到了解决"看病难、看病贵"问题的希望。

① "寻医问药" APP

"寻医问药" APP 主打免费提问、预约专家以及附近医院查询功能，为用户提供了便捷的预约直通车。

② "好大夫在线" APP

"好大夫在线" APP，经过几个版本的改进如今功能日渐成熟，主打功能包括咨询大夫（在线提问）、电话咨询以及预约转诊等。"好大夫在线" APP 拥有丰富的医院数据及医生信息，用户可以通过"好大夫"便捷的查找功能实现精准查找。APP 中用户可以按照自己的病情查找相应的医院及医生信息，甚至可以使用 LBS 快速查找自己周边的医疗机构。

③ "春雨掌上医生" APP

"春雨掌上医生"是具有最丰富的医疗数据库的专业 APP。化验单上的专业英文缩写意义如何？各种已知病情临床表现如何？不同部位的疼痛症状指向哪些疾病？如果您对这些问题担心，不妨下载"春雨掌上医生"这款 APP 进行详细了解。"春雨掌上医生"拥有较为全面的医疗数据内容，涵盖各种化验项目、疾病概述以及人体不同部位的疾病指向等数据。

④ 三九养生网

三九养生网以传统养生保健知识为基础，倡导科学健康的养生理念，为网友提供全面的养生之道；网站涉及食疗养生、男士养生、女士美容、保健按摩、中医馆、度假疗养等多个领域的健康养生知识。

⑤ "天涯养生" 论坛

"天涯养生"论坛的宗旨是弘扬中华传统中医养生保健文化，传播中医养生保健知识，推广中医养生之道，交流中医养生经验。提倡科学养生、快乐养生、健康养生。

1.5 电子病历

1.5.1 本节导读

- 《国务院办公厅关于促进和规范健康医疗大数据应用发展的指导意见》鼓励各类医疗卫生机构推进健康医疗大数据采集、存储，加强应用支撑和运维技术保障，打通数据资源共享通道。加快建设和完善以居民电子健康档案、电子病历、电子处方等为核心的基础数据库。

- 《深化医药卫生体制改革 2016 年重点工作任务》统筹推进国家、省、市、县级人口健康信息平台建设，加快建设公共卫生、计划生育、医疗服务、医疗保障、药品管理、综合管理等业务应用信息系统并实现互联互通。推动实现电子健康档案和电子病历的连续记录以及不同级别、不同类别医疗机构间的信息授权使用。

- 《中办国办转发〈国务院深化医药卫生体制改革领导小组关于进一步推广深化医药卫生体制改革经验的若干意见〉进一步推广深化医药卫生体制改革经验》完善以居民电子健康档案、电子病历、电子处方等为核心的基础数据库，打通各类医疗卫生机构数据资源共享通道。

- 《医疗质量管理办法》医疗机构应当强化基于电子病历的医院信息平台建设，提高医院信息化工作的规范化水平。

- 《2016 年 6 月国家发展改革委审批核准固定资产投资项目情况》逐步形成以城乡居民电子健康档案和中西医电子病历为重点，支撑跨层级跨机构跨部门的信息共享、上下联动、医保医药医疗协同管理的医疗健康信息服务体系。

- 《"互联网＋"使求医问药更便捷》复诊只需要通过互联网医院把电子病历共享到云端，不用再去上海做相关检查，十几分钟就完成了治疗。

- 《国务院关于积极推进"互联网＋"行动的指导意见》发展基于互联网的医疗卫生服务，支持第三方机构构建医学影像、健康档案、检验报告、电子病历等医疗信息共享服务平台。

- 《中国互联网医疗健康产业联盟在浙江乌镇成立》自 2015 年 12 月上线

运营以来，乌镇互联网医院单日在线接诊量已突破 1.8 万人次，已成为实现在线复诊、电子病历共享、在线医嘱与在线处方的互联网医疗服务平台。

- 《国家科技支撑计划项目"区域医疗卫生综合信息系统开发与应用示范"通过结题》制定了地方医疗卫生信息服务技术规范 10 项，研制了涵盖居民电子健康档案 EHR 系统、预约挂号平台、自助医疗服务系统、120 医疗救援指挥平台、电子病历管理系统、妇幼卫生信息管理系统、远程诊疗医学平台、区域医检结果共享系统以及区域医疗卫生综合管理平台等业务系统的区域医疗卫生综合信息系统。

- 《我国确定首批健康医疗大数据中心与产业园建设试点省市》"十三五"时期，国家卫生计生委将全面推进"互联网＋健康医疗"服务，建设互联互通的国家、省、市、县四级人口健康信息平台，全员人口信息、电子健康档案和电子病历三大数据库基本覆盖全国人口并实现数据动态更新。

- 《国务院办公厅关于全面推开县级公立医院综合改革的实施意见》加强信息化建设。积极推进以医院管理和电子病历为重点的医院信息系统建设，2015 年年底前基本完成，逐步实现医院基本业务信息系统的数据交换和共享。

- 《解读关于印发推进家庭医生签约服务的指导意见的通知》构建完善的区域医疗卫生信息平台，实现签约居民健康档案、电子病历、检验报告等信息共享和业务协同。

1.5.2　专题政策与解读

1. 《国务院办公厅关于促进和规范健康医疗大数据应用发展的指导意见》

2016 年 6 月 21 日《国务院办公厅关于促进和规范健康医疗大数据应用发展的指导意见》（国办发〔2016〕47 号）中指出健康医疗大数据是国家重要的基础性战略资源。健康医疗大数据应用发展将带来健康医疗模式的深刻变化，有利于激发深化医药卫生体制改革的动力和活力，提升健康医疗服务效率和质量，扩大资源供给，不断满足人民群众多层次、多样化的健康需求，有利于培育新的业态和经济增长点。为贯彻落实《国务院关于印发促进大数据发展行动纲要的通知》（国发〔2015〕50 号）要求，顺应新兴信息技术发展趋势，规范和推动健康医疗大数据融合共享、开放应用，经国务院同意，现提出如下意见。

夯实健康医疗大数据应用基础。推动健康医疗大数据资源共享开放。鼓励各类医疗卫生机构推进健康医疗大数据采集、存储，加强应用支撑和运维技术保障，打通数据资源共享通道。加快建设和完善以居民电子健康档案、电子病历、电子处方等为核心的基础数据库。建立卫生计生、中医药与教育、科技、工业和信息化、公安、民政、人力资源社会保障、环保、农业、商务、安全监管、检验检疫、食品药品监管、体育、统计、旅游、气象、保险监管、残联等跨部门密切配合、统一归口的健康医疗数据共享机制。探索推进可穿戴设备、智能健康电子产品、健康医疗移动应用等产生的数据资源规范接入人口健康信息平台。建立全国健康医疗数据资源目录体系，制定分类、分级、分域健康医疗大数据开放应用政策规范，稳步推动健康医疗大数据开放。

解读：鼓励推进健康医疗大数据，加快建设以居民电子健康档案、电子病历、电子处方等为核心的基础数据库。

2. 《深化医药卫生体制改革 2016 年重点工作任务》

2016 年 4 月 21 日发布的《深化医药卫生体制改革 2016 年重点工作任务》指出：在新一轮医改启动以来，在党中央、国务院的正确领导下，各地区、各有关部门协力同心推进改革，顶层设计不断完善，重点难点逐步突破，群众看病难、看病贵问题得到明显缓解，深化医改取得重大阶段性成效。2015 年，人均预期寿命达到 76.34 岁，比 2010 年提高 1.51 岁，人民健康水平总体上达到中高收入国家平均水平，居民个人卫生支出占卫生总费用比重下降到 30％以下，为近 20 年来的最低水平。医改取得的积极进展和成效，为持续深化改革奠定了坚实基础。

2016 年是"十三五"的开局之年，是到 2017 年实现深化医药卫生体制改革阶段性目标的攻坚之年，也是到 2020 年实现人人享有基本医疗卫生服务目标的关键之年。要全面贯彻党的十八大和十八届三中、四中、五中全会精神，认真落实党中央、国务院决策部署，牢固树立并切实贯彻创新、协调、绿色、开放、共享的发展理念，坚持保基本、强基层、建机制，进一步突出重点领域和关键环节，增强改革创新力度，进一步推进医疗、医保、医药三医联动，强化改革整体性、系统性和协同性，进一步提高改革行动能力，推进政策落实，为实施"十三五"医改规划确定的各项改革任务布好局、起好步，确保取得更大成效，促进建立覆盖城乡居民的基本医疗卫生制度，切实推进健康中国建设。

推进卫生信息化建设。

- 统筹推进国家、省、市、县四级人口健康信息平台建设，加快建设公共卫生、计划生育、医疗服务、医疗保障、药品管理、综合管理等业务应用信息系统并实现互联互通。推动实现电子健康档案和电子病历的连续记录以及不同级别、不同类别医疗机构间的信息授权使用。（卫生计生委、发展改革委、财政部、中医药局负责，工业和信息化部、网信办、统计局参与。）
- 选择具备条件的地区和领域先行推进健康医疗大数据应用试点。整合健康管理及医疗信息资源，推动预约诊疗、线上支付、在线随访以及检查检验结果在线查询等服务，积极发展远程医疗、疾病管理、药事服务等业务应用。加强临床医学大数据应用发展工作。（卫生计生委、发展改革委、财政部、中医药局负责，工业和信息化部、网信办、统计局参与。）
- 选择部分省（市）开展医疗机构、医师、护士电子证照试点工作。（卫生计生委、中医药局、试点省（市）人民政府负责。）

解读：推进人口健康信息平台的建设，推动实现电子健康档案和电子病历的连续记录以及不同级别、不同类别医疗机构间的信息授权使用。

3.《中办国办转发〈国务院深化医药卫生体制改革领导小组关于进一步推广深化医药卫生体制改革经验的若干意见〉进一步推广深化医药卫生体制改革经验》

2016 年 12 月 1 日发布的《中办国办转发〈国务院深化医药卫生体制改革领导小组关于进一步推广深化医药卫生体制改革经验的若干意见〉进一步推广深化医药卫生体制改革经验》指出：加强健康信息基础设施建设。构建互通共享、业务协同的国家、省、市、县四级人口健康信息平台，完善以居民电子健康档案、电子病历、电子处方等为核心的基础数据库，打通各类医疗卫生机构数据资源共享通道，健全基于互联网、大数据技术的分级诊疗信息系统，为实现连续、协同、整合的医疗卫生服务提供技术支撑。

解读：完善以居民电子健康档案、电子病历、电子处方等为核心的基础数据库，打通各类医疗卫生机构数据资源共享通道。

4.《医疗质量管理办法》

2016 年 11 月 15 日发布的《医疗质量管理办法》第三十二条指出：医疗

机构应当强化基于电子病历的医院信息平台建设，提高医院信息化工作的规范化水平，使信息化工作满足医疗质量管理与控制需要，充分利用信息化手段开展医疗质量管理与控制。建立完善医疗机构信息管理制度，保障信息安全。

解读：强化基于电子病历的医院信息平台建设，提高医院信息化工作的规范化水平。

5. 《2016 年 6 月国家发展改革委审批核准固定资产投资项目情况》

《2016 年 6 月国家发展改革委审批核准固定资产投资项目情况》中指出为了推进信息化建设，提高居民健康保障水平。如全民健康保障信息化工程一期项目，通过建设相关业务应用系统，逐步形成以城乡居民电子健康档案和中西医电子病历为重点，支撑跨层级跨机构跨部门的信息共享、上下联动、医保医药医疗协同管理的医疗健康信息服务体系。项目建成后，将有效提高突发公共卫生事件协作应对能力、重大疾病防控能力、医疗卫生监督管理和公众健康保障能力。

解读：逐步形成以城乡居民电子健康档案和中西医电子病历为重点的医疗健康信息服务体系。

6. 《"互联网十"使求医问药更便捷》

2016 年 4 月 20 日发布的《"互联网＋"使求医问药更便捷》指出：近年来，我国实施"进一步改善医疗服务行动计划"，加快构建现代医疗服务体系，通过互联网等手段改造传统医疗服务模式，逐渐改善了人民群众的就医体验，使求医问药变得更加方便快捷。走进浙江省桐乡市乌镇互联网医院，可以看到这家医院只有中医、内科和外科三间诊疗室和一个远程专家会诊室，没有挂号、收费、取药窗口。走出诊室的乌镇居民王彩利告诉记者，自己刚刚使用远程医疗接受专家的复诊，因为此前曾在上海同济医院皮肤科接受过治疗，这次复诊只需要通过互联网医院把电子病历共享到云端，不用再去上海做相关检查，十几分钟就完成了治疗。"在这里，医生和患者通过网络视频即可完成诊疗过程，包括开具电子处方和配药。"乌镇互联网医院院长张群华介绍，该医院目前已经接入了全国 25 个省份 1 600 多家重点医院的 19 万名医生资源，将为全国提供以复诊为核心的患者诊疗服务。下一步，还将在全国建立 100 万个乌镇互联网医院的接诊点。

解读：通过共享电子病历到云端，减少了治疗等待的时间。

7.《国务院关于积极推进"互联网十"行动的指导意见》

2016 年 1 月 7 日发布的《国务院关于积极推进"互联网十"行动的指导意见》指出：充分发挥互联网的高效、便捷优势，提高资源利用效率，降低服务消费成本。大力发展以互联网为载体、线上线下互动的新兴消费，加快发展基于互联网的医疗、健康、养老、教育、旅游、社会保障等新兴服务，创新政府服务模式，提升政府科学决策能力和管理水平。（发展改革委、教育部、工业和信息化部、民政部、人力资源社会保障部、商务部、卫生计生委、质检总局、食品药品监管总局、林业局、旅游局、网信办、信访局等负责。）

推广在线医疗卫生新模式。发展基于互联网的医疗卫生服务，支持第三方机构构建医学影像、健康档案、检验报告、电子病历等医疗信息共享服务平台，逐步建立跨医院的医疗数据共享交换标准体系。积极利用移动互联网提供在线预约诊疗、候诊提醒、划价缴费、诊疗报告查询、药品配送等便捷服务。引导医疗机构面向中小城市和农村地区开展基层检查、上级诊断等远程医疗服务。鼓励互联网企业与医疗机构合作建立医疗网络信息平台，加强区域医疗卫生服务资源整合，充分利用互联网、大数据等手段，提高重大疾病和突发公共卫生事件防控能力。积极探索互联网延伸医嘱、电子处方等网络医疗健康服务应用。鼓励有资质的医学检验机构、医疗服务机构联合互联网企业，发展基因检测、疾病预防等健康服务模式。

解读：发展基于互联网的医疗卫生服务，支持第三方机构构建医学影像、健康档案、检验报告、电子病历等医疗信息共享服务平台。

8.《我国确定首批健康医疗大数据中心与产业园建设试点省市》

为推进和规范健康医疗大数据的应用发展，福建省、江苏省及福州、厦门、南京、常州被确定为健康医疗大数据中心与产业园建设国家试点工程第一批试点省市。

据介绍，"十三五"时期，国家卫生计生委将全面推进"互联网十健康医疗"服务，建设互联互通的国家、省、市、县四级人口健康信息平台，全员人口信息、电子健康档案和电子病历三大数据库基本覆盖全国人口并实现数据动态更新。大力推动互联网医疗新兴业态发展，发展远程医疗和智慧医疗，促进云计算、大数据、物联网、移动互联网等信息技术与健康服务的深度融合。

国家卫计委宣传司司长毛群安在"2016 互联网十健康中国大会"上表

示，"互联网＋医疗"实质是健康信息的深入探讨。利用信息技术加强健康医疗工作：借助技术优化就医流程，改善医患交流的模式，监测全生命周期的健康素养，提升医疗资源的配置效率，利用医学影像智能分析、远程医疗技术等手段降低医疗成本，提升医疗质量，改善基层医疗服务能力，推进精准的健康服务。

国务院办公厅 2016 年 6 月印发《关于促进和规范健康医疗大数据应用发展的指导意见》提出，到 2020 年，建成国家医疗卫生信息分级开放应用平台，实现与人口、法人、空间地理等基础数据资源跨部门、跨区域共享，医疗、医药、医保和健康各相关领域数据融合应用取得明显成效。

对此，国家卫生计生委卫生发展研究中心副主任杨洪伟认为，这是国家首次将健康医疗大数据确定为重要的基础战略资源。应当积极引导促进健康医疗大数据安全规范应用，通过"互联网＋健康医疗"，探索创新模式，培育发展新业态，努力建设人民满意的医疗卫生事业，打造健康中国

解读：全员人口信息、电子健康档案和电子病历三大数据库基本覆盖全国人口并实现数据动态更新。

9.《国务院办公厅关于全面推开县级公立医院综合改革的实施意见》

2016 年 6 月 1 日发布的《国务院办公厅关于全面推开县级公立医院综合改革的实施意见》指出：加强县级公立医院能力建设。按照填平补齐原则，继续推进县级公立医院建设。各县（市）要围绕近三年县外转出率靠前的 5～10 个病种确定需要重点加强建设的相关临床和辅助科室，提出人才、技术、学科和管理能力提升需求，省级、地市级和县级政府相关部门采取多种方式加大支持力度，在对口支援、人才引进、骨干培养等方面形成政策叠加效应。深化城市三级医院对口支援工作，鼓励采取专家团队支援的方式，提高支援效果。提升县级公立医院管理能力和学科建设水平，从城市三级医院选聘一批管理人员和业务骨干前往县级公立医院担任院长或业务副院长、科主任。

加强信息化建设。积极推进以医院管理和电子病历为重点的医院信息系统建设，2015 年年底前基本完成，逐步实现医院基本业务信息系统的数据交换和共享。加强县级公立医院信息系统标准化建设，完善信息安全保护体系。加强县级人口健康信息平台（数据中心）建设，实现上联下通，对上与对口支援的大型医院相连，对下连接区域内各级各类医疗卫生机构。2017 年年底

前实现居民电子健康档案、电子病历、公共卫生、新农合等系统的互联互通和信息共享，积极推进区域内医疗卫生信息资源整合和业务协同。积极推动远程医疗系统建设，提高优质医疗资源可及性。

解读：加强信息化建设。积极推进以医院管理和电子病历为重点的医院信息系统建设。

1.5.3　相关举措

1. 中国互联网医疗健康产业联盟在浙江乌镇成立

随着健康中国上升为国家战略，互联网医疗作为一种产业组织形态被写入"十三五"国家规划，"互联网＋医疗"被推到了风口浪尖上。2016 年 6 月 25 日，以"互联共享 智汇健康"为主题的国际互联网医疗大会在浙江乌镇召开。

本次大会共吸引海内外 150 余名来自医疗管理、医药产业和互联网领域翘楚担任演讲嘉宾，就"互联网＋医疗"展开探讨，通过现场演讲、交流解答等形式，传递所在专业领域的宝贵经验，展开精彩的跨界对话。

会议宣布中国互联网医疗健康产业联盟成立。该联盟由国家卫计委医疗管理服务指导中心、中国信息通信研究院、腾讯、阿里巴巴、微医、北京协和医院、浙大一院、中再寿险等 60 余家单位发起，将有效推动我国互联网医疗健康产业主体间的广泛交流和深度合作，促进供需对接和知识共享，切实解决产业现实问题。

同时，全国家庭健康服务平台和乌镇智慧健康产业园分别举行发布仪式，以打造智慧医疗健康领域全产业链，探索如何通过健康医疗大数据提高公众健康水平，改善就医体验。

值得注意的是，乌镇作为世界互联网大会的永久举办地，其互联网医院已成为"互联网＋医疗"的典型代表，在会上广受关注。自 2015 年 12 月上线运营以来，乌镇互联网医院单日在线接诊量已突破 1.8 万人次，已成为实现在线复诊、电子病历共享、在线医嘱与在线处方的互联网医疗服务平台。

解读：乌镇互联网医院已成为实现在线复诊、电子病历共享、在线医嘱与在线处方的互联网医疗服务平台。

2. 国家科技支撑计划项目"区域医疗卫生综合信息系统开发与应用示范"通过结题

2016 年 7 月 27 日，科技部社会发展科技司、资源配置与管理司组织专家对国家科技支撑计划"区域医疗卫生综合信息系统开发与应用示范"项目进行了结题。验收专家组审阅了相关验收材料，听取了项目组汇报，进行了质询和讨论，同意该项目通过结题。

该项目以卫生信息化基础较好的南京市为实施载体，研究区域医疗卫生信息系统建设的关键技术，建立可复制、可推广、可扩展、可提升的实用共享的区域医疗卫生综合信息平台，集成并整合区域内海量卫生信息资源，提供涵盖预防保健、医疗服务和卫生监管的一体化信息服务。项目组还制订了基于自助服务的新型银医服务模式方案和规范化的远程会诊、预约挂号、自助服务等业务流程定义，攻克了海量信息处理、安全隐私保护等 8 项关键技术，制定了地方医疗卫生信息服务技术规范 10 项，研制了涵盖居民电子健康档案 EHR 系统、预约挂号平台、自助医疗服务系统、120 医疗救援指挥平台、电子病历管理系统、妇幼卫生信息管理系统、远程诊疗医学平台、区域医检结果共享系统以及区域医疗卫生综合管理平台等业务系统的区域医疗卫生综合信息系统。项目执行期间，共获得国家专利授权 6 项，软件著作权 29项，并培养了一批医疗卫生信息化领域的复合型、高层次专业人才。项目研发的区域医疗卫生综合信息系统应用于南京市 28 家医院、130 余家社区卫生服务中心，为全市 330 余万医保人群和 200 余万其他人群提供了便捷的医疗服务。

解读：研制了涵盖居民电子健康档案 EHR 系统、电子病历管理系统等业务系统的区域医疗卫生综合信息系统。

3. 《关于印发推进家庭医生签约服务的指导意见的通知》

2016 年 6 月 24 日发布的《关于印发推进家庭医生签约服务的指导意见的通知》签约服务的顺利推进、签约双方的良性互动，离不开资源的协同共享和技术的有力支持。要积极促进不同医疗卫生机构间资源共享，利用"互联网＋"、远程医疗等新技术，提高家庭医生、二级以上医院医生和签约居民之间服务、互动的效率，节约成本，改善体验，提升绩效。一是整合二级以上医院现有的检查检验、消毒供应中心等资源向基层医疗卫生机构开放。二是探索设置独立的区域医学检验机构、病理诊断机构、医学影像检查机构等，实现区域资源共享。三是完善家庭医生签约服务必需设施设备的配备，有条件的地方可为家庭医生配备统一的着装、出诊装备、交通工具等。四是构建完善的区域医疗卫生信息平台，实现签约居民健康档案、电子病历、检验报告等信息共享和业务协同。五是通过远程医疗、即时通信等方式，加强二级以上医院医师与家庭医生的技术交流与业务指导。六是通过智能客户端等多种方式搭建家庭医生与签约居民的交流平台，为信息咨询、互动交流、患者反馈、健康管理等提供便利。七是积极利用移动互联网、可穿戴设备等为签约居民提供在线预约诊疗、候诊提醒、划价缴费、诊疗报告查询、药品配送和健康信息收集等服务，增强群众对于签约服务的获得感。

解读：构建完善的区域医疗卫生信息平台，实现电子病历、检验报告等信息共享和业务协同。

1.6　远 程 医 疗

1.6.1　本节导读

- 《"健康中国 2030"规划纲要》指出着力推进远程医疗服务向基层、偏远和欠发达地区延伸。

- 发布《关于将远程医疗服务项目纳入基本医疗保险基金支付有关问题的通知》。

1.6.2　相关政策

1.《"健康中国 2030"规划纲要》关于远程医疗

2016 年 8 月，中共中央、国务院召开了 21 世纪以来第一次全国卫生与健康大会，明确了卫生与健康事业改革发展的大政方针，开启了推进健康中国建设的新征程。前不久颁布实施的《"健康中国 2030"规划纲要》，为未来 15 年卫生与健康改革发展描绘了路线图。

着力推进远程医疗服务向基层、偏远和欠发达地区延伸，让老百姓实现接入互联网就接入了现代医疗服务体系，在家门口享受到城市大医院优质的医疗服务。

2.《关于将远程医疗服务项目纳入基本医疗保险基金支付有关问题的通知》

2016 年 8 月 15 日，贵州省人力资源与社会保障厅发布了《关于将远程医疗服务项目纳入基本医疗保险基金支付有关问题的通知》，该通知指出为加快推进贵州省远程医疗的发展，进一步满足广大参保人员就医需求，经研究决定将远程医疗服务项目纳入基本医疗保险基金支付范围。该决策于 2016 年 8 月 1 日起执行，试行时间一年。

此次纳入基本医疗保险基金支付的远程医疗服务项目有 9 个，分别是：远程单学科会诊、远程多学科会诊、远程中医辨证论治会诊、同步远程病理会诊、非同步远程病理会诊、远程心电会诊、远程影像会诊、远程检验诊断、远程病理诊断。

卫计委的年度统计公布显示，2014 年全国卫生总费用预计达 35 378.9 亿元，其中：政府卫生支出 10 590.7 亿元，占比 29.9%；社会卫生支出 13 042.9 亿元，占比 36.9%；个人卫生支出 11 745.3 亿元，占比 33.2%。过重的医疗负担一直是困扰人们看病的一大难题。

虽然这个通知限制颇多，但是的确是一个突破性的决策，解决了部分人选择远程医疗的后顾之忧，有助于远程医疗的进一步发展。

1.6.3　相关会议与成果

1. 中国首届互联网医院与远程医疗论坛

2016 年 12 月 9—10 日，中国首届互联网医院与远程医疗论坛在上海拉开帷幕。会议有三大亮点。亮点一：三位一体，共享饕餮盛宴！众多三甲医院、县级医院院长与国内领先移动医疗平台齐聚一堂，直面县域医院互联网创新之痛点，共谋"线上＋线下"发展新思路。亮点二：传经送宝，看世界顶级医学殿堂手把手教您玩转互联网医疗！在中国医疗"互联网＋"遍地开花之下，想知国际友人怎么玩？届时，全球医生组织（GlobalMD）与匹斯堡大学医学中心多位专家将亲临现场，亲自传授梅奥、克利夫兰与匹斯堡大学医学中心互联医疗新玩法！亮点三：独辟蹊径，徐汇互联网云医院不走寻常路！从设想到实践，从布局社区到拓展跨省区域远程服务，徐汇互联网云医院将医疗资源与全方位患者服务完美衔接，最大限度解决远程医疗服务付费与便民服务等核心问题。

2. 健康服务融合暨第三届中国国际远程医疗峰会召开

"没有全民健康，就没有全面小康"。健康中国建设，是促进人全面发展的必然要求，是经济社会发展的基础条件。北京市科委力推健康产业发展，利用 2016 中国（北京）跨国技术转移大会平台，推动健康服务融合暨第三届中国国际远程医疗峰会在京召开。会议由中国食品药品国际交流中心、天津滨海高新技术产业开发区、中国医药教育协会、北京医院协会等单位承办。

作为 2016 中国（北京）跨国技术转移大会的组成部分，峰会本着"促健康，促发展，促合作"的理念，以"健康中国与远程医疗——打造全方位，全周期远程医疗服务体系"为主题，围绕"健康中国与远程医疗""远程医学助推区域诊疗与医联体"以及"互联网医疗"三个专题展开。国家、北京市及多个省（市）卫生系统信息建设部门负责人、医院信息中心代表、生物医药与健康领域企业代表、生物医药行业专家等约 300 人参会。

国家卫计委统计信息中心高级工程师徐向东分享了健康中国 2030 信息化发展规划。贵州省卫计委统计信息中心主任严刚阐述贵州省远程医疗服务体系建设。与会专家还就青岛市心电监护三级诊疗体系建设、克利夫兰医学中心远程医疗-互联性、移动时代去往远程医疗深处、洛杉矶儿童医院中美洲加勒比海区域远程医疗的实践与体会、在医学教育中结合数字健康和远程医疗等主题做了分享。

3. 我国首个 B2C 远程医疗试点项目在常州启动

2016 年 12 月 16 日，远程医疗心电监测常州试点项目在武进人民医院南院正式启动。据悉，这是我国首个 B2C 远程医疗试点项目。

该项目依托武进人民医院，建立 Natali —常州远程心电中心，为患者提供在家即时心电监测、线上实时诊断及线下快捷治疗三位一体的远程心电监测医疗服务。未来，将在此基础上渐次构建远程会诊平台，形成统一标准、互联互通、资源共享、安全实用的远程心电医疗系统，逐步实现远程监护、远程教育、远程会诊、远程专科诊断、数字资源共享、视频会议及双向转诊、远程预约等功能，有效提高心脏病患者的生活质量，提高治愈率及治疗效果。该项目实施后，将为我国深化医改提供新的途径和方向。

4. 远程医疗助推区域诊疗

"远程医疗也在助推区域诊疗。"河南省人民医院信息中心主任李刚表示，河南已经建立起以省级医院为龙头、市级医院为区域中心、县级医院为纽带的医疗机构联合体。李刚介绍说，河南省人民医院已经建立起一个"云医院"平台，从院前、院中、院后三个环节提供远程医疗服务。院前环节主要包括疾病预测、疾病筛查、医疗咨询和院前急救四个方面；院中环节主要包括疾病救治、远程指导、远程会诊、远程影像和远程病理；院后环节包括康复指导等环节。这些构成了远程医疗的就诊服务链，实现了远程医疗在就医的各个环节的应用。

李刚说，河南省人民医院已经与河南省 108 家县级医院共同合作，在"互联智慧分级诊疗医学协作体系"中与其他医疗机构实现双向转诊，河南省人民医院实行每日排班坐诊制度，并且鼓励医生在休息时间远程会诊，目前已经实现"上诊"7 000 多例，"下诊"2 300 多例。

此外，李刚还表示，河南省人民医院在与其他医疗资源合作时实现了远程门诊、双向转诊、远程教学、远程重症治疗、远程急救和慢性病管理等多层次的合作，真正实现了区域诊疗，并将河南省人民医院的优质资源通过远程医疗的形式进行共享，在一定程度上实现了优质医疗资源的下沉。李刚表示，2016 年 10 月新上线的系统进一步实现了专科现场实时的远程门诊。除此之外，河南省人民医院还实现了技术打通，在全省 47 家县级医院实现了实时查看医嘱病历功能。

1.7 分级诊疗

1.7.1 政策导读

- 《2016 年新医改方案》提出：进一步完善医疗服务体系，大力发展社区卫生服务，加快建设以社区卫生服务中心为主体的城市社区卫生服务网络。
- 国务院办公厅关于《推进分级诊疗制度建设的指导意见》提出：按照"以人为本、群众自愿、统筹城乡、创新机制"的原则，建立分级诊疗制度。

1.7.2 政策节选和相关会议与专家解读

1. 《深化医药卫生体制改革 2016 年重点工作任务》

国办印发的《深化医药卫生体制改革 2016 年重点工作任务》（以下简称《任务》）明确提出，在 70% 左右的地市开展分级诊疗试点。2016 年医改重点工作任务明确提出，要按照"基层首诊、双向转诊、急慢分治、上下联动"的要求，以综合医改试点省份和公立医院综合改革试点城市为重点，加快推进分级诊疗，在 70％左右的地市开展试点。

要让老百姓"小病在社区、大病去医院"，首先得基层服务能力跟上。《任务》提出，要继续加强基层医疗卫生机构和县级医院能力建设，鼓励城市二级以上医院医师到基层医疗卫生机构多点执业。促进医疗资源向基层和农村流动。

此外，《任务》还提出，要在 200 个公立医院综合改革试点城市开展家庭医生签约服务，鼓励其他有条件的地区积极开展试点。到 2016 年年底，城市家庭医生签约服务覆盖率达到 15％以上，重点人群签约服务覆盖率达到 30％以上。

2.《国务院办公厅关于推进分级诊疗制度建设的指导意见》

2016 年 8 月 19 日，《国务院办公厅关于推进分级诊疗制度建设的指导意见》（以下简称《意见》）提出：建立分级诊疗制度，是合理配置医疗资源、促进基本医疗卫生服务均等化的重要举措，是深化医药卫生体制改革、建立中国特色基本医疗卫生制度的重要内容，对于促进医药卫生事业长远健康发展、提高人民健康水平、保障和改善民生具有重要意义。

《意见》按照"以人为本、群众自愿、统筹城乡、创新机制"的原则，强调分级诊疗制度建设必须立足我国经济社会和医疗卫生事业发展实际，遵循医学科学规律，厘清了分级诊疗制度建设思路，明确了制度改革的方向，对分级诊疗制度建设做出了明确部署，提出了"十三五"时期制度建设的目标，概括起来就是分两步走，"两年逐步完善，初见成效；五年全面提升，成熟定型"。即到 2017 年，分级诊疗政策体系逐步完善，医疗卫生机构分工协作机制基本形成，优质医疗资源有序有效下沉，以全科医生为重点的基层人才队伍建设得到加强，资源利用效率和整体效益进一步提高，基层诊疗量占比明显提升，就医秩序更加合理规范。到 2020 年，基层首诊、双向转诊、急慢分治、上下联动的分级诊疗模式逐步完成，符合国情的分级诊疗制度基本建立。

政策解读如下。

要点一：厘清思路，明确方向

《意见》开篇提出了"按照以人为本、群众自愿、统筹城乡、创新机制"的原则，强调分级诊疗制度建设必须立足我国经济社会和医疗卫生事业发展实际，遵循医学科学规律，理清了分级诊疗制度建设思路，明确了制度改革的方向。

虽然自改革开放前我国就建立了层次分明的城乡三级网络，但当前的分级诊疗制度有别于分层级的医疗卫生服务体系，本次改革将立足我国实际，坚持城乡统筹发展原则，围绕城乡居民健康需求，从资源布局和体系功能调整入手，通过体制机制改革创新，建立连续、协调、整合的医疗卫生服务体系，引导患者有序就诊，且尊重群众就医感受，绝不走强制首诊和逐级转诊的道路。

要点二：深刻把握分级诊疗内涵，处理好改革与发展关系

《意见》提出分级诊疗模式应该建立基层首诊、双向转诊、急慢分治、上下联动等四项制度，深入描述了各项制度的内涵与具体要求。

基层首诊是分级诊疗的发展基础，没有一支数量充足、能力较高的全科医生团队、没有完善的基层医疗卫生机构设施，常见病、多发病患者不可能有信心留在基层接受诊疗服务，这就需要加快培养全科医生，并利用多种激励机制鼓励其留在基层，还需要从放宽医药技术准入和使用、落实对口支援和医师多点执业等政策、鼓励社会办医和简化个体行医准入等多种措施入手，强化基层医疗卫生服务能力。作为县域内诊疗服务体系"龙头"和联结城乡医疗卫生服务体系的"要塞"，县级公立医院在基层首诊制度落实中作用重大，需借助县级公立医院改革东风，通过临床专科建设，提升综合服务能力，鼓励其发挥常见病、多发病和急危重症诊疗服务功能，实现大病不出县。

急慢分治、双向转诊和上下联动是分级诊疗实现的路径。急慢分治强调医疗卫生服务体系的层次和布局的合理性和明确性，围绕医学科学规律，构建预防、治疗、康复、长期护理、临终关怀等完整服务链，对疾病进行科学分类和诊断分期，并对各级各类医疗机构诊疗服务功能进行定位，使其协同配合、高效地提供适宜、连续的诊疗服务。上下联动则要求构建各级各类医疗卫生机构协同管理疾病和患者的人才、技术、管理、信息和资金通道，加强机构间协同性和联动性，重点在于下沉优质资源，主要措施包括对口支援、组建医疗联合体、整合推进区域医疗资源共享及建立区域性医疗卫生信息平台等。双向转诊重点在于下转分流稳定期、恢复期或慢性病患者，缩短三级医院平均住院日，提高优质医疗资源使用效率。

要点三：加强保障机制建设，发挥规划、支付和定价机制作用

基本医疗卫生制度强调政府在服务组织、监管过程中发挥主导作用，当前政府管理医疗卫生服务体系三个最重要的控制阀是规划、支付和定价机制，《意见》提出应建立完善这些机制。

由于卫生发展和资源配置规划对于医疗服务体系布局的引导约束作用，需要从体系布局整体定义各级各类医疗机构的数量、规模和功能，当前继续控制三级综合医院的数量和规模，阻止其无序扩大发展对区域医疗资源配置结构产生不良影响。基本医疗保障制度支付目前占公立医院6成收入，通过调整支付方式将对医疗供方行为产生较大改变作用，随着基本医保报销比率的提高，对居民的引导作用也在逐步增强，因此推进基本医疗保障体系支付制度改革将极大引导和改变医患双方诊疗行为，对规范诊疗秩序产生较大作用。医药价格是深化医改热点领域之一，建立合理的定价制度体现医务人员技术含量和劳动付出是关键，但同时抑制药品、耗材、大型医用设备检查治疗价格也是重点。

要点四：找准突破点，逐步推进

《意见》要求各地政府因地制宜，以多种形式推进分级诊疗试点工作，并确定了以高血压、糖尿病、肿瘤、心脑血管疾病等慢性病为突破口开展试点。2015年，已有一些地方启动了高血压和糖尿病分级诊疗试点工作，对诊断明确的患者提供社区为主的健康管理和诊疗咨询服务，取得了初步效果。

上述重点慢性病在中国乃至全球范围都属于患病率极高的疾病，患者多、费用高，造成严重疾病负担，世界卫生组织提议各国建立社区为主的慢性病管理体系，以节约资源、避免不必要的住院花费。我国当前试点分级诊疗的重大慢病防治与管理体系，为分级诊疗制度建设探索了经验，可确保2017年和2020年分级诊疗制度建设目标的实现。

要点五：加强组织宣传，重视考核评价

《意见》提出各地政府应将分级诊疗制度建设纳入深化医改的总体安排，明确部门职责的基础上，建立领导和组织协调机制，并研究制定可行的实施方案。《意见》还要求加强针对医务人员的政策培训和社会宣传教育工作，引导患者形成科学有序就诊观念，争取社会对分级诊疗制度的理解，为分级诊疗制度的实施营造良好的舆论氛围。

为强化落实，《意见》提供了分级诊疗试点工作考核评价标准，从基层设施建设、县医院发展建设、全科医生团队建设、全科医生签约服务、信息系统整合建设、远程医疗建设、慢性病患者规范化管理和转诊、机构间对口支援等 10 类 20 项指标进行监测与评估,将为确保 2017 年目标的达成及各项具体工作任务的落实提供有力支撑。

1.8 智慧医疗培训机构

1.8.1 本节导读

- 《全国医疗卫生服务体系规划纲要(2015—2020 年)》中明确了卫生人才队伍的相关规定,对于人才的培养与使用等方面内容做了要求。

- 《国务院办公厅关于促进医药产业健康发展的指导意见》对医药企业的人才培养做了相关规定,四川省响应号召,省政府出台《激励引导教育卫生人才服务基层的实施意见》和《加强卫生计生队伍建设的意见》;丁香园和麦肯锡联合主办的"2016 年中国医疗行业人才发展高峰论坛"中就此问题展开了探讨。

- 《深化医药卫生体制改革 2016 年重点工作任务》明确了要加强卫生人才队伍建设;中国医师协会召开的"2016 年两会医界代表、委员医学人才培养座谈会"上,代表、委员就住院医师规培制度与专科医师规培制度发表意见;为响应中央号召,各省为加强卫生人才队伍建设采取了各项重要举措。

- 《中医药发展战略规划纲要(2016—2030 年)》指出要加强中医药人才队伍建设,《卫计委 2016 年卫生计生工作要点》中指出推进医教协同。

- 《国务院办公厅关于促进和规范健康医疗大数据应用发展的指导意见》就推动健康医疗教育培训方面给出倡导。

- 《关于加强儿童医疗卫生服务改革与发展意见》指出要推进高等院校儿科医学人才培养、扩大儿科专业住院医师规范化培训规模、开展儿科医师转岗培训。随后,北京市卫计委等几部门印发了《关于印发加强儿童医疗卫生服务改革与发展意见分工方案的通知》。

- 《非法行医罪司法解释》明确删除了原第一条第二项"个人未取得《医疗机构执业许可证》开办医疗机构的"属于非法行医行为的规定。

1.8.2　政策节选和相关地方举措与专家解读

《"健康中国 2030"规划纲要》第二十二章第一节规定："加强医教协同，建立完善医学人才培养供需平衡机制。改革医学教育制度，加快建成适应行业特点的院校教育、毕业后教育、继续教育三阶段有机衔接的医学人才培养培训体系。完善医学教育质量保障机制，建立与国际医学教育实质等效的医学专业认证制度。"

国家卫生计生委等七部门《关于建立住院医师规范化培训制度的指导意见》中指出："住院医师规范化培训是培养合格临床医师的必经途径，是加强卫生人才队伍建设、提高医疗卫生工作质量和水平的治本之策，是深化医药卫生体制改革和医学教育改革的重大举措。"

《医疗机构管理条例》第五十七条规定："医疗机构应当经常对医务人员进行'基础理论、基本知识、基本技能'的训练与考核，把'严格要求、严密组织、严谨态度'落实到各项工作中"。

医疗培训是智慧医疗中的重要环节，本节将对 2016 年医疗培训与教育相关国家政策与行业动态进行解读与探讨。

1.《全国医疗卫生服务体系规划纲要（2015—2020 年）》

国务院办公厅 2015 年 3 月发布了《全国医疗卫生服务体系规划纲要（2015—2020 年）》要，文中第五章明确了卫生人才队伍相关规定。

（1）人员配备

到 2020 年，每一千常住人口执业（助理）医师数达到 2.5 人，注册护士数达到 3.14 人，医护比达到 1∶1.25，市办及以上医院床护比不低于 1∶0.6，公共卫生人员数达到 0.83 人，人才规模与我国人民群众健康服务需求相适应，城乡和区域医药卫生人才分布趋于合理，各类人才队伍统筹协调发展。加强全科医生和住院医师规范化培训，逐步建立和完善全科医生制度。促进医务人员合理流动，使其在流动中优化配置，充分发挥作用。加强公共卫生人员的专项能力建设。

以执业（助理）医师和注册护士配置为重点，以居民卫生服务需求量和医师标准工作量为依据，结合服务人口、经济状况、自然条件等因素配置医生和护士的数量，合理确定医护人员比例。按照医院级别与功能任务的需要确定床位与人员配比，承担临床教学、带教实习、支援基层、援外医疗、应

47

急救援、医学科研等任务的医疗卫生机构可以适当增加人员配置。未达到床护比标准的，原则上不允许扩大床位规模。

到 2020 年，每一千常住人口基层卫生人员数达到 3.5 人以上，在我国初步建立起充满生机和活力的全科医生制度，基本形成统一规范的全科医生培养模式和"首诊在基层"的服务模式，全科医生与城乡居民基本建立比较稳定的服务关系，基本实现城乡每万名居民有 2～3 名合格的全科医生，全科医生服务水平全面提高，基本适应人民群众基本医疗卫生服务需求。原则上按照每一千服务人口不少于 1 名的标准配备乡村医生。每所村卫生室至少有 1 名乡村医生执业。

到 2020 年，每一千常住人口公共卫生人员数达到 0.83 人，各级各类公共卫生人才满足工作需要。疾病预防控制中心人员原则上按照各省、自治区、直辖市常住人口 1.75 人/万人的比例核定；地域面积在 50 万平方千米以上且人口密度小于 25 人/平方千米的省、自治区，可以按照不高于本地区常住人口 3 人/万人的比例核定。其中，专业技术人员占编制总额的比例不得低于 85％，卫生技术人员不得低于 70％。专业精神卫生机构应当按照区域内人口数及承担的精神卫生防治任务配置公共卫生人员。妇幼保健计划生育机构应当根据当地服务人口、社会需求、交通状况、区域卫生和计划生育事业发展规划以及承担的功能任务等合理配备人员。市、县、乡级妇幼保健计划生育服务机构中卫生技术人员比例应当不低于总人数的 80％。

（2）人才培养

加强卫生人才队伍建设，注重医疗、公共卫生、中医药以及卫生管理人才的培养，制定有利于卫生人才培养使用的政策措施。切实加强医教协同工作，深化院校教育改革，推进院校医学教育与卫生计生行业需求的紧密衔接，加强人才培养的针对性和适应性，提高人才培养质量。建立住院医师和专科医师规范化培训制度，开展助理全科医生培训，推动完善毕业后医学教育体系，培养合格临床医师。以卫生计生人员需求为导向，改革完善继续医学教育制度，提升卫生计生人才队伍整体素质。到 2020 年，基本建成院校教育、毕业后教育、继续教育三阶段有机衔接的具有中国特色的标准化、规范化临床医学人才培养体系。院校教育质量显著提高，毕业后教育得到普及，继续教育实现全覆盖。近期，要加快构建以"5＋3"（5 年临床医学本科教育＋3 年住院医师规范化培训或 3 年临床医学硕士专业学位研究生教育）为主体、以"3＋2"（3 年临床医学专科教育＋2 年助理全科医生培训）为补充的临床医学人才培养体系。

加强以全科医生为重点的基层医疗卫生队伍建设，健全在岗培训制度，鼓励乡村医生参加学历教育。加强政府对医药卫生人才流动的政策引导，推动医药卫生人才向基层流动，加大西部地区人才培养与引进力度。制定优惠政策，为农村订单定向免费培养医学生，研究实施基层医疗卫生机构全科医生及县办医院专科特设岗位计划。创造良好的职业发展条件，鼓励和吸引医务人员到基层工作。加强公共卫生人才队伍建设，加强高层次医药卫生人才队伍建设，大力培养护理、儿科、精神科等急需紧缺专门人才。大力支持中医类人才培养。加大对中西部地区高等医学院校的支持，缩小区域、院校和学科专业之间培养水平的差距。

（3）人才使用

健全以聘用制度和岗位管理制度为主要内容的事业单位用人机制，完善岗位设置管理，保证专业技术岗位占主体（原则上不低于 80%），推行公开招聘和竞聘上岗。健全以岗位职责要求为基础，以品德、能力、业绩为导向，符合卫生人才特点的科学化、社会化评价机制，完善专业技术职称评定制度，促进人才成长发展和合理流动。深化收入分配制度改革，建立以服务质量、服务数量和服务对象满意度为核心、以岗位职责和绩效为基础的考核和激励机制，坚持多劳多得、优绩优酬，人员收入分配重点向关键岗位、业务骨干和做出突出成绩的医药卫生人才倾斜。建立以政府投入为主、用人单位和社会资助为辅的卫生人才队伍建设投入机制，优先保证对人才发展的投入，为医药卫生人才发展提供必要的经费保障。创新公立医院机构编制管理，合理核定公立医院编制总量，并进行动态调整，逐步实行编制备案制，探索多种形式用人机制和政府购买服务方式。

2. 《国务院办公厅关于促进医药产业健康发展的指导意见》

2016 年 3 月国务院办公厅印发了《国务院办公厅关于促进医药产业健康发展的指导意见》（国办发〔2016〕11 号，以下简称《意见》）。

指导《意见》指出，鼓励医药企业设立博士后科研工作站。以提高药品质量管理水平和企业竞争力为核心，积极开展多种形式的医药企业经营管理人员培训，培养一批领军型医药企业家。强化职业教育和技能培训，建设医药应用技术教育和实训基地，打造技艺精湛的技能人才队伍。完善医疗机构相关职称评定和岗位设置办法。支持企业与高等院校、医疗机构合作培养医疗器械工程师等实用型技术人才。鼓励设立创业创新中心等人才培养平台，加强协同创新。加强药学队伍建设，提升执业药师服务能力，促进安全合理用药。

2016年9月8日国家卫生计生委例行新闻发布会上，四川省卫生计生委副主任杜波强调要大力实施人才强卫工程。能否在家门口看好病，主要取决于基层医疗卫生人员的水平和数量。坚持"政府主导、部门落实、行业推动"的工作模式。

一是政府主导。省政府出台《激励引导教育卫生人才服务基层的实施意见》和《加强卫生计生队伍建设的意见》，4年内两次召开全省卫生计生人才工作会议。

二是部门落实。有关部门制定落实了相关配套措施，如人社、财政等部门优化了基层医疗卫生机构基金计提办法；完善了职称晋升办法，基层卫生专业技术人员职称晋升实行"双轨制"。

三是行业推动。卫生计生行业进一步加强城乡医院对口支援管理和医务人员培训力度。全省累计下派医务人员1.9万余人，诊治群众585万人次。开展了新技术、新项目2 000多个，手术带教3.9万台，有110人担任了受援单位的院长。全省建成住院医师规培基地61个，累计招生2.1万余人。加强全科医生队伍建设，累计培养1.7万余人。

下一步，我们将紧扣"三个三"的工作重点，推动卫生人才队伍的建设。

一是促进"三个就业"。促进更多医学毕业生就业，大力推进医师依法依规多点执业，启动"银发引智计划"，积极引导已退休的学科带头人、业务骨干到民营医院或基层医疗卫生机构再就业。

二是强化"三个培训"。强化住院医师规范化培训、全科医生规范化培训和岗位培训。三是推动"三个提升"。深化编制人事和收入分配制度改革，提升系统内执业人员待遇的公平性。大力推进乡村卫生计生人员一体化，提升基层卫生计生人员干事创业的积极性。强化城乡医院对口支援和医师下基层服务，提升优质医疗卫生资源服务基层的效益性。

2016年6月25日，由丁香园和麦肯锡联合主办的"2016中国医疗行业人才发展"高峰论坛在北京举办。此次高峰论坛以"突破人才瓶颈 构建人才梯队"为主题，聚焦医院人才培养和发展，人才梯队建设，综合竞争力提升等话题；旨在帮助医院发现本院人才建设中存在的问题和面临的挑战，找到有效解决问题和应对挑战的方法，进而快速帮助医院发现提升综合竞争力的有效路径。在论坛上，10 余位全国著名三甲医院院长分享了医院面临的人才建设挑战，以及人才梯队建设之中的实践经验和创新案例；多位卫生计生委领导和知名学者专家解读了医改趋势以及人才培养和发展政策。精彩内容吸引了百余位医疗行业专业人士的参加及多家媒体的关注。

3. 《深化医药卫生体制改革 2016 年重点工作任务》

2016 年 4 月国务院办公厅印发了《深化医药卫生体制改革 2016 年重点工作任务》（国办发〔2016〕26 号，以下简称《任务》），明确了 2016 年在深化公立医院改革、推进分级诊疗制度建设、巩固完善全民医保体系等方面的医改重点工作。

《任务》指出，要加强卫生人才队伍建设。

（1）继续加强以全科医生为重点的基层卫生人才培养。完善农村订单定向免费医学生就业、履约管理等相关政策。继续做好免费医学本科生的招生录取培养工作，计划招收 5 000 名左右免费医学本科生。

（2）全面组织实施住院医师规范化培训。新增规范化培训住院医师 7 万名，在培总量达到 19 万人。强化住院医师规范化培训基地内涵建设与动态管理，深入开展第三方评估，严格执行退出机制。开展专科医师规范化培训制度试点。

（3）支持有条件的医学院校加强儿科、精神医学、助产等紧缺专业人才培养。采取推进高等院校儿科医学人才培养、住院医师规范化培训招生适当向儿科专业倾斜、开展县市级儿科医师转岗培训、增加全科医生儿科专业技能培训等措施，加强儿科医务人员队伍建设。根据毕业生数量和岗位需求，规范化培训儿科住院医师 5 000 名。加大老年医学、康复、健康管理等方面的专门人才培养力度。创新高层次医学人才培养机制。

加强人才队伍建设的重点举措有哪些呢？

一是继续加强以全科医生为重点的基层卫生人才培养。继续做好免费医学本科生的招生录取培养工作，计划招收 5 000 名左右免费医学本科生。

二是全面组织实施住院医师规范化培训。新增规范化培训住院医师 7 万名，在培总量达到 19 万人。

三是支持有条件的医学院校加强儿科、精神医学、助产等紧缺专业人才培养。根据毕业生数量和岗位需求，规范化培训儿科住院医师 5 000 名。加大老年医学、康复、健康管理等方面的专门人才培养力度。创新高层次医学人才培养机制。

四是各省（区、市）制定完善基层卫生专业技术人员职称评审的实施细则。

五是继续开展全科医生特设岗位试点。开展乡村医生队伍建设重大政策措施落实情况的监督检查，推动政策落实。启动乡村全科执业助理医师资格考试试点。加强医院院长职业化培训。继续推进中医药传承与创新人才工程。

2016 年 3 月 1 日由中国医师协会召开的"2016 年两会医界代表、委员医学人才培养座谈会"上，代表、委员就住院医师规培制度与专科医师规培制度发表意见。认可制度对于培养高质量医生、造福中国百姓具有重要意义，势在必行。对规培医生待遇，规培质量和效率等问题提出了自己客观的看法。温建民委员 2016 年 2 月 22 日在国家卫生计生委的发言指出目前规培仍存在很多问题，专培暂不宜广泛开展，且不赞成中医规培制度，强调应提高规培人员待遇，因地制宜。

为响应中央号召，各省为加强卫生人才队伍建设采取了各项重要举措。山西省"2016 山西医药卫生（北京）招才引智大会"在 9 月底举办，这是近年来山西省医药卫生系统举办的最为隆重的招聘活动，也是解决其卫生人才瓶颈问题的重要举措。据介绍，卫生人才队伍总量不足、层次不高、结构不合理一直是制约卫生计生事业发展的瓶颈问题。为此，山西省卫生计生委实施了"百千万卫生人才培养工程"，以省级卫生计生机构人员为主体，选拔培养百余名国际知名、国内一流的高端领军人才；以市级卫生计生机构人员为主体，选拔培养千余名技术精湛、业务精通的骨干精英人才；以县级以下卫生计生机构人员为主体，选拔培养万余名扎根基层、服务百姓的基层适宜人才。目前，全省共选拔了 195 名高端领军人才人选、824 名骨干精英人才人选和 5 989 名基层适宜人才人选。为抓好百千万卫生人才培养工作，山西省卫生计生委在培养渠道、培养方式、培养经费、培养效果等方面进行了积极的探索与实践，不仅选派高端领军人才参加国际研修项目，还将北大访问学者项目与百千万卫生人才培养工作有机结合，逐步建立起符合实际的人才选拔培养体系。在实施过程中，山西省卫生计生委配套专项资金，拓宽培养渠道，保证遴选人才能"送得出，送得好"；同时，建立了激励机制，要求各单位保证培养对象的待遇落实，关心培训对象的生活、学习，并且在职称晋升、评优评先及医学科研项目申报和资助等方面，同等条件下优先考虑，使"重视人才、尊重人才"的氛围基本形成。湖南省卫生计生委党组书记詹鸣有一个形象的比喻，"城市公立医院改革、县级公立医院改革和基层医疗卫生服务体系改革，这些'珍珠'要用分级诊疗的'线'穿起来才能'增值'，真正发挥医改的效益，让百姓有获得感。"要采取'实体＋虚拟'的模式。所谓实体，首先要加强基层医生、全科医生和特岗医生的培养，加强住院医师规范化培训及基层医生进修。同时要加强基层"网底"的体制改造，特别是对贫困地区要加大支持力度。浙江省卫生计生委主任杨敬表示，这些年来，浙江省一直利用"双下沉、两提升"工程，推动城市优质人才资源纵向下沉，但基层人才仍然很缺乏，服务能力和服务项目还满足不了群众需求，影响了分级诊疗的推进。未来，浙江省要继续实施医学人才下基层工作，落实新一轮万名医学生招聘、定向培养千名基层卫生人才、百名创新医学人才到基层开展传帮带等任务；严格执行城市医生晋升高级职称前和住院医师规培合格后到基层服务制度。河南省卫生计生委主任李广胜说：河南 2016 年还将强调人才队伍建设，就是因为这项工作还有大困难要克服，有大文章可书写。

2016 年的基层卫生人才建设将有一揽子针对性计划推出：

首先，明确时间表，按照《基层卫生人才工程实施方案》要求，进一步细化各项人才工程工作流程，不留死角。

其次，积极协调各部门，做好政策调整衔接和政策规范解释工作。

最后，加大工作力度，提升人才工程吸引力。2015 年启动了"369 人才工程"，即通过引进培养、在职培训和帮扶支持，利用 6 年时间（2015—2020 年），实施 9 项培养计划，为基层培养和培训专业技术人才 86 680 名。

2016 年，这项工程也将见到成效。吉林省卫生计生委主任张义说：我们在看到成绩的同时，一定要清醒地认识到人才队伍建设中存在的困难和不足。吉林省卫生专业人员本科以上占比为 25.6％，低于全国平均水平。主要是受编制总量控制、就业倾向城市化、人才引进政策等多方面因素制约，基层医疗机构存在人才进不来、留不住的情况，成为基层服务能力提升的瓶颈。吉林省今年将加强基层人才队伍建设作为重中之重，积极推进全科医生规范化培训，做好全科医生转岗培训、农村订单定向医学生免费培养项目，鼓励医生到基层多点执业。

4. 《中医药发展战略规划纲要（2016—2030 年）》

2016 年 2 月国务院办公厅印发了《中医药发展战略规划纲要（2016—2030 年）》（国办发〔2016〕15 号，以下简称《纲要》）。

《纲要》指出，加强中医药人才队伍建设。建立健全院校教育、毕业后教育、继续教育有机衔接以及师承教育贯穿始终的中医药人才培养体系。重点培养中医重点学科、重点专科及中医药临床科研领军人才。加强全科医生人才、基层中医药人才以及民族医药、中西医结合等各类专业技能人才培养。开展临床类别医师和乡村医生中医药知识与技能培训。建立中医药职业技能人员系列，合理设置中医药健康服务技能岗位。深化中医药教育改革，建立中医学专业认证制度，探索适应中医医师执业分类管理的人才培养模式，加强一批中医药重点学科建设，鼓励有条件的民族地区和高等院校开办民族医药专业，开展民族医药研究生教育，打造一批世界一流的中医药名校和学科。健全国医大师评选表彰制度，完善中医药人才评价机制。建立吸引、稳定基层中医药人才的保障和长效激励机制。

《卫计委 2016 年卫生计生工作要点》中指出推进医教协同，构建以"5＋3＋X"为主体的临床医学（含中医学）人才和以全科医生为重点的基层卫生人才培养体系，全面实施住院医师规范化培训制度，继续开展第三方评估。开展专科医师规范化培训制度试点和公共卫生医师规范化培训。启动"3＋2"助理全科医生培训试点。进一步改革完善基层卫生专业技术人员职称评审工作，健全基层卫生人才考评机制。加强精神医学、产科、儿科、康复、病理、药学、老年医学、老年护理等紧缺专业人才培养，深入推进继续医学教育。实施卫生计生经济管理人才队伍建设工程、中医药传承与创新人才工程。

5. 《国务院办公厅关于促进和规范健康医疗大数据应用发展的指导意见》

2016 年 6 月国务院办公厅印发了《国务院办公厅关于促进和规范健康医疗大数据应用发展的指导意见》（国办发〔2016〕47 号，以下简称《意见》）。

在推动健康医疗教育培训方面，《意见》指出，支持建立以国家健康医疗开放大学为基础、中国健康医疗教育慕课联盟为支撑的健康医疗教育培训云平台，鼓励开发慕课健康医疗培训教材，探索新型互联网教学模式和方法，组织优质师资推进网络医学教育资源开放共享和在线互动、远程培训、远程手术示教、学习成效评估等应用，便捷医务人员终身教育，提升基层医疗卫生服务能力。加强健康医疗信息化复合型人才队伍建设。实施国家健康医疗信息化人才发展计划，强化医学信息学学科建设和"数字化医生"培育，着力培育高层次、复合型的研发人才和科研团队，培养一批有国际影响力的专门人才、学科带头人和行业领军人物。创新专业人才继续教育形式，完善多层次、多类型人才培养培训体系，推动政府、高等院校、科研院所、医疗机构、企业共同培养人才，促进健康医疗大数据人才队伍建设。

6.《关于加强儿童医疗卫生服务改革与发展意见》

2016 年 5 月国务院办公厅印发了《关于加强儿童医疗卫生服务改革与发展意见》（国办发〔2016〕21 号，以下简称《意见》）。

《意见》指出，要推进高等院校儿科医学人才培养。改革儿科学专业化教育，制订普通高校开展儿科学专业人才培训规划。儿科医疗资源短缺的地区可在有条件的高校举办儿科学本科专业教育。2016 年起在 39 所举办"5＋3"一体化医学教育的高校开展一体化儿科医生培养。根据教学资源和岗位需求，扩大儿科学专业研究生招生规模，医疗机构优先招聘儿科学专业本科生和研究生。继续推进农村订单定向医学生免费培养工作，"十三五"期间每年为基层医疗卫生机构招收培养约 5 000 名从事儿科等各科常见疾病诊疗服务的全科医学人才。

《意见》指出，要扩大儿科专业住院医师规范化培训规模。根据临床医学、儿科学毕业生数量和岗位需求，住院医师规范化培训招生向儿科倾斜，到 2020 年累计招收培训儿科专业住院医师 3 万名以上。加强培训体系建设及培训过程管理，注重培养临床诊疗能力，提高临床技能水平，使培训合格的儿科专业住院医师具备独立从事儿科临床工作的能力。各地统筹使用住院医师规范化培训财政补助资金时，在生活补助等方面适当向儿科倾斜，鼓励各地探索订单式培养的有效途径。鼓励和吸引经过住院医师规范化培训的中医、中西医结合专业住院医师从事中医儿科诊疗工作。

《意见》指出，要开展儿科医师转岗培训。通过财政补助和医院自筹等方式拓宽经费来源，加大儿科医师转岗培训力度。对已转到其他岗位的儿科医师，鼓励和引导他们返回儿科岗位。开展市、县级医疗机构相关专业医师的儿科转岗培训，使其系统掌握儿科季节性疾病、常见病、多发病的病因、发病机理、临床表现、诊断及鉴别诊断、治疗、康复与预防等专业知识和技能。经转岗培训考核合格且符合条件的，在原专科执业范围的基础上增加儿科执业范围，并纳入相关专业和儿科专业医师定期考核。

随后，北京市卫计委等几部门印发了《关于印发加强儿童医疗卫生服务改革与发展意见分工方案的通知》，各区、各有关部门要高度重视，强化落实责任，把加强儿童医疗卫生服务改革与发展摆在重要位置，纳入健康中国建设和实施全面两孩政策的总体部署，加强组织领导，结合各部门实际，制定完善配套措施。各区要调查分析辖区内儿童医疗卫生服务资源状况，加强分级诊疗能力建设和儿科服务能力，及时制订具体工作计划。各有关部门要结合我市儿童医疗卫生服务工作情况，完善工作运行机制。卫生计生行政部门牵头建立协调会商制度，推动《分工方案》各项政策、措施和任务的落实，切实解决加强本市儿童医疗卫生服务工作中存在的问题。市卫生计生委将会同相关部门及时汇总我市加强儿童医疗卫生服务改革与发展的工作情况，不断解决工作中遇到的问题，及时总结经验，并定期通报相关工作进展情况，不断推进北京市儿童医疗卫生服务改革与发展工作。

7.《非法行医罪司法解释》

2016 年 12 月，最高人民法院公布了最新修定的《非法行医罪司法解释》，明确删除了原第一条第二项"个人未取得《医疗机构执业许可证》开办医疗机构的"属于非法行医行为的规定。根据法无明文规定不得定罪的原则。

据知名医疗律师刘晔分析，这意味着，今后个人（主要是执业医师）未经许可而开办医疗机构的，实际是指在注册医疗机构外另辟地方行医的，或者执业医师辞职、离职、退休后在任一地方行医的，即使没有取得《医疗机构许可证》，也不能再以非法行医罪追究其刑事责任。也就是说，医生离开自己注册的医院看病就是违法的时代要结束了。某些业内人士表示担心，最高法解释，医生"非法行医"坐牢的风险可能没有了，但在地方卫生行政部门那里，如果没有《医疗机构许可证》，很可能三天两头跑去罚款，让医生难以招架。总的来说，最高法的解释还是去掉了悬在医生头上的一把利剑。

2016 年，全国有两个省级卫生部门出台改革文件，明确采取医师区域注册制度，一个是广东，一个是天津。以天津为例，自 2016 年 11 月 20 日起，医师在主要执业机构以外的执业机构称为其他执业机构，医师经注册后，在其他执业机构执业，不需要办理相关手续。对于医生区域注册的地方探索，国家层面是什么态度呢？据《看医界》观察，在国家卫计委层面是支持的。在《天津市医师区域注册暂行规定的通知》中明确表明，"经国家卫生计生委同意，在我市开展医师区域注册试点工作。"也就是说，国家卫计委是支持广东和天津的试点改革的，不仅如此，相信会有越来越多的省份放开区域注册。

2016 年 11 月月初国家卫计委新版《医师执业注册管理办法》的征求意见稿明确提出"主要执业机构"概念，并放开医生异地多点执业。多点执业作为国家解放医生的重要举措之一，如何在制度上保障多点执业的推进成为业界关注的重点，本次意见稿第九条明确提出："医师应当在医疗、预防、保健机构中执业。在多个机构执业的医师，应当确定一个机构作为其主要执业机构，并向主要执业机构所在地的卫生计生行政部门申请注册；向其他执业机构所在地的卫生计生行政部门分别申请备注，备注内容包括本人所有执业机构的名称。"征求意见稿第十七条还明确提出，跨执业地点多机构执业的医师应当向拟新增的执业机构所在地的省级卫生计生行政部门申请增加注册执业机构。即多点执业的医师需要选择一个主要执业机构，并进行申请注册。到其他医疗机构多点执业，则向其所在地主管部门申请备注即可。此举等于放开了医生跨区域多点执业注册。

1.9　可穿戴医疗设备

1.9.1　本节导读

- 2016 年 8 月 26 日，由习近平总书记主持召开的中共中央政治局会议，全体审议通过了《"健康中国 2030"规划纲要》，纲要重点指出要培育一批有特色的健康管理服务产业，探索推进可穿戴设备、智能健康电子产品和健康医疗移动应用服务等发展。

- 2016 年 11 月 8 日，中共中央在《关于进一步推广深化医药卫生体制改革经验的若干意见》中强调利用移动客户端、物联网等技术，搭建医患双方交流平台，为健康咨询、患者反馈、健康管理等提供便利。这将为可穿戴医疗设备的发展提供强有力的政策支持。

- 2016 年 3 月 4 日，国务院办公厅印发的《关于促进医药产业健康发展的指导意见》中明确了医药产业发展的七个重点任务，其中明确强调加快医疗器械产品数字化、智能化，重点开发可穿戴、便携式等移动医疗和辅助器具产品，推动生物三维（3D）打印技术、数据芯片等新技术在植介入产品中的应用。

● 2016 年 6 月 8 日，李克强总理主持召开国务院常务会议，确定发展和
规范健康医疗大数据应用的措施。在此次会议中，李克强总理提出健
康医疗大数据产业需要发展的第二个重点领域，就是研制推广智能化
健康医疗设备。总理强调："通过研制推广智能化健康医疗设备，收
集、分析医学大数据资源，不仅可以为用户提供更好的医疗服务，推
动医疗健康产业发展，对于攻克高难疾病等工作也有重要意义。"

● 2016 年 6 月 24 日，在李克强总理的签批下，国务院办公厅印发《关于
促进和规范健康医疗大数据应用发展的指导意见》，特别强调，要研制
推广数字化健康医疗智能设备。支持研发健康医疗相关的人工智能技
术、生物三维（3D）打印技术、医用机器人、大型医疗设备、健康和
康复辅助器械、可穿戴设备以及相关微型传感器件。

● 国务院 2016 年 8 月 8 日印发的"十三五"国家科技创新规划通知中，
强调发展自然人机交互技术，重点是智能感知与认知、虚实融合与自
然交互、语义理解和智慧决策、云端融合交互和可穿戴等技术研发及
应用。

● 2016 年 10 月 28 日，国务院办公厅印发了《关于加快发展健身休闲产
业的指导意见》，部署推动健身休闲产业全面健康可持续发展，强调研
制新型健身休闲器材装备、可穿戴式运动设备、虚拟现实运动装备等。

● 国家工业和信息化部、国家发展和改革委员会、科学技术部、商务部、
国家卫生和计划生育委员会、国家食品药品监督管理总局于 2016 年
11 月 7 日联合发布《医药工业发展规划指南》中，特别强调要大力推
动"互联网＋医药"，发展智慧医疗产品。开发应用具备云服务和人工
智能功能的移动医疗产品、可穿戴设备，各种类型的基于移动互联网
的健康管理软件（APP），可实现远程监护、咨询的远程医疗系统。

● 第九届全球健康促进大会，也特别强调了可穿戴设备、医用三维
（3D）打印等技术让医学与 IT、移动互联网、大数据等融合越来越紧
密，科技与健康医疗的融合创新是必然趋势。

1.9.2　政策节选和相关会议与专家解读

1. 健康中国 2030 年规划纲要探索推进可穿戴医疗设备

中共中央政治局 2016 年 8 月 26 日召开会议，审议通过《"健康中国

2030"规划纲要》（以下简称《纲要》）。中共中央总书记习近平主持会议。

《纲要》指出，要大力发展健康服务新业态，积极促进健康与养老、旅游、互联网、健身休闲、食品融合，催生健康新产业、新业态、新模式。发展基于互联网的健康服务，鼓励发展健康体检、咨询等健康服务，促进个性化健康管理服务发展，培育一批有特色的健康管理服务产业，探索推进可穿戴设备、智能健康电子产品和健康医疗移动应用服务等发展。

2. 国务院办公厅关于促进医药产业健康发展的指导意见重点开发可穿戴产品

2016 年 3 月 4 日，国务院办公厅印发《关于促进医药产业健康发展的指导意见》（以下简称《意见》）。《意见》对提升我国医药产业核心竞争力、促进医药产业持续健康发展做出了部署。

《意见》明确了七个方面的重点任务。其中重点强调了培育新兴业态，推动产业智能发展。强调大力建设智能示范工厂。推进医药生产过程智能化，开展智能工厂和数字化车间建设示范。加快人机智能交互、工业机器人等技术装备在医药生产过程中的应用，推动制造工艺仿真优化、状态信息实时反馈和自适应控制。应用大数据、云计算、互联网、增材制造等技术，构建医药产品消费需求动态感知、众包设计、个性化定制等新型生产模式。加快医疗器械产品数字化、智能化，重点开发可穿戴、便携式等移动医疗和辅助器具产品，推动生物三维（3D）打印技术、数据芯片等新技术在植介入产品中的应用。推进医药生产装备智能化升级，加快工控系统、智能感知元器件等核心技术装备研发和产业化，支撑医药产业智能工厂建设。

3. 国务院印发《"十三五"国家战略性新兴产业发展规划》强调代理发展智能化移动化新型医疗设备

2016 年 12 月 19 日，经李克强总理签批，国务院印发《"十三五"国家战略性新兴产业发展规划》（以下简称《规划》），对"十三五"期间我国战略性新兴产业发展目标、重点任务、政策措施等做出全面部署安排。

《规划》指出，战略性新兴产业代表新一轮科技革命和产业变革的方向，是培育发展新动能、获取未来竞争新优势的关键领域。要把战略性新兴产业摆在经济社会发展更加突出的位置，紧紧把握全球新一轮科技革命和产业变革重大机遇，按照加快供给侧结构性改革部署要求，以创新驱动、壮大规模、引领升级为核心，构建现代产业体系，培育发展新动能，推进改革攻坚，提升创新能力，深化国际合作，加快发展壮大新一代信息技术、高端装备、新材料、生物、新能源汽车、新能源、节能环保、数字创意等战略性新兴产业，促进更广领域新技术、新产品、新业态、新模式蓬勃发展，建设制造强国，发展现代服务业，推动产业迈向中高端，有力支撑全面建成小康社会。

《规划》指出，要提升生物医学工程发展水平。深化生物医学工程技术与信息技术融合发展，加快行业规制改革，积极开发新型医疗器械，构建移动医疗、远程医疗等诊疗新模式，促进智慧医疗产业发展，推广应用高性能医疗器械，推进适应生命科学新技术发展的新仪器和试剂研发，提升我国生物医学工程产业整体竞争力。

《规划》强调，代理发展智能化移动化新型医疗设备。开发智能医疗设备及其软件和配套试剂、全方位远程医疗服务平台和终端设备，发展移动医疗服务，制定相关数据标准，促进互联互通，初步建立信息技术与生物技术深度融合的现代智能医疗服务体系。并进一步推进开发高性能医疗设备与核心部件。发展高品质医学影像设备、先进放射治疗设备、高通量低成本基因测序仪、基因编辑设备、康复类医疗器械等医学装备，大幅提升医疗设备稳定性、可靠性。利用增材制造等新技术，加快组织器官修复和替代材料及植介入医疗器械产品创新和产业化。加速发展体外诊断仪器、设备、试剂等新产品，推动高特异性分子诊断、生物芯片等新技术发展，支撑肿瘤、遗传疾病及罕见病等体外快速准确诊断筛查。

4. 国务院：支持发展医疗智能可穿戴设备

2016 年 6 月 24 日，经李克强总理签批，国务院办公厅印发《关于促进和规范健康医疗大数据应用发展的指导意见》（以下简称《意见》），部署通过"互联网＋健康医疗"探索服务新模式、培育发展新业态，努力建设人民满意的医疗卫生事业，为打造健康中国提供有力支撑。

《意见》指出，要坚持以人为本、创新驱动，规范有序、安全可控，开放融合、共建共享的原则，以保障全体人民健康为出发点，大力推动政府健康医疗信息系统和公众健康医疗数据互联融合、开放共享，积极营造促进健康医疗大数据安全规范、创新应用的发展环境。到 2017 年年底，实现国家和省级人口健康信息平台以及全国各级药品招标采购业务应用平台互联互通，基本形成跨部门健康医疗数据资源共享共用格局。到 2020 年，建成国家医疗卫生信息分级开放应用平台，依托现有资源建成 100 个区域临床医学数据示范中心，基本实现城乡居民拥有规范化的电子健康档案和功能完备的健康卡，适应国情的健康医疗大数据应用发展模式基本建立，健康医疗大数据产业体系初步形成，人民群众得到更多实惠。

《意见》强调，要研制推广数字化健康医疗智能设备。支持研发健康医疗相关的人工智能技术、生物三维（3D）打印技术、医用机器人、大型医疗设备、健康和康复辅助器械、可穿戴设备以及相关微型传感器件。加快研发成果转化，提高数字医疗设备、物联网设备、智能健康产品、中医功能状态检测与养生保健仪器设备的生产制造水平，促进健康医疗智能装备产业升级。

《意见》强调，要建立党委政府领导、多方参与、资源共享、协同推进的工作格局。要从人民群众迫切需求的领域入手，重点推进网上预约分诊、远程医疗和检查检验结果共享互认等便民惠民应用；支持发展医疗智能设备、智能可穿戴设备，加强疑难疾病等重点方面的研究；加快推进基本医保全国联网和异地就医结算；选择一批基础条件好、工作积极性高、隐私安全防范有保障的地区和领域开展健康医疗大数据应用试点。要研究从财税、投资、创新等方面制定政府支持政策，鼓励和引导社会资本参与健康医疗大数据的基础工程、应用开发和运营服务。要加快健康医疗数据安全体系建设，加强对涉及国家利益、公共安全、患者隐私、商业秘密等重要信息的保护。

金小桃说，该《意见》将加快智能化健康医疗设备的研制和推广，推动医药、金融、物流、养老、保险、教育、健身等产能释放，加快健康产业升级，有利于推动大众创业、万众创新。

5. 国务院关于印发《"十三五"国家科技创新规划》的通知布局发展新一代信息技术

2016年8月8日，国务院印发了《"十三五"国家科技创新规划》（以下简称《规划》）的通知，明确了"十三五"时期科技创新的总体思路、发展目标、主要任务和重大举措。

"十三五"国家科技创新规划，依据《中华人民共和国国民经济和社会发展第十三个五年规划纲要》《国家创新驱动发展战略纲要》和《国家中长期科学和技术发展规划纲要（2006—2020年）》编制，主要明确"十三五"时期科技创新的总体思路、发展目标、主要任务和重大举措，是国家在科技创新领域的重点专项规划，是我国迈进创新型国家行列的行动指南。

《规划》指出，要发展新一代信息技术，即大力发展泛在融合、绿色宽带、安全智能的新一代信息技术，研发新一代互联网技术，保障网络空间安全，促进信息技术向各行业广泛渗透与深度融合。发展先进计算技术，重点加强 E 级（百亿亿次级）计算、云计算、量子计算、人本计算、异构计算、智能计算、机器学习等技术研发及应用；发展网络与通信技术，重点加强一体化融合网络、软件定义网络/网络功能虚拟化、超高速超大容量超长距离光通信、无线移动通信、太赫兹通信、可见光通信等技术研发及应用；发展自然人机交互技术，重点是智能感知与认知、虚实融合与自然交互、语义理解和智慧决策、云端融合交互和可穿戴等技术研发及应用。发展微电子和光电子技术，重点加强极低功耗芯片、新型传感器、第三代半导体芯片和硅基光电子、混合光电子、微波光电子等技术与器件的研发。

6. 国务院办公厅关于加快发展健身休闲产业的指导意见积极提升可穿戴设备在健身领域的应用

2016 年 10 月 28 日，国务院办公厅印发了《关于加快发展健身休闲产业的指导意见》（以下简称《意见》），部署推动健身休闲产业全面健康可持续发展。

《意见》指出，要提升健身休闲器材装备研发制造能力，同时增强自主创新能力。鼓励企业加大研发投入，提高关键技术和产品的自主创新能力，积极参与高新技术企业认定。支持企业利用互联网技术对接健身休闲个性化需求，根据不同人群，尤其是青少年、老年人的需要，研发多样化、适应性强的健身休闲器材装备。研制新型健身休闲器材装备、可穿戴式运动设备、虚拟现实运动装备等。鼓励与国际领先企业合作设立研发机构，加快对国外先进技术的吸收转化。

7. 国家卫生计生委、工业和信息化部联合召开推进国产医疗设备发展应用领导小组工作会议

为贯彻落实全国卫生与健康大会精神，加快推进国产医疗设备发展应用，2016 年 9 月 18 日，国家卫生计生委、工业和信息化部在北京联合召开推进国产医疗设备发展应用领导小组工作会议。会议系统总结了国家卫生计生委、工业和信息化部共同推进国产医疗设备发展应用的工作成果，并对下一步工作进行了全面部署。国家卫生计生委主任李斌、工业和信息化部部长苗圩出席会议并讲话，国家卫生计生委副主任马晓伟出席会议，工业和信息化部副部长辛国斌主持会议。国家卫生计生委、工业和信息化部有关司局负责同志参加会议。

按照党中央、国务院的决策部署，在两部委的共同推动下，国产医疗设备发展应用取得初步成效，搭建了自上而下的沟通平台，促进了产学研医互动交流，优秀国产医疗设备的知名度和影响力进一步扩大，市场占有率得到有效提升，特别是部分高端设备打破了进口垄断，一些关键零部件和核心技术取得了突破，形成了医疗设备发展应用的良好势头。

李斌指出，建设健康中国，深化医药卫生体制改革，为推动国产医疗设备发展开辟了广阔前景，推动供给侧改革加快制造业升级，促进医药产业健康发展，为推动国产医疗设备发展带来了有利时机。李斌强调，要认真贯彻落实全国卫生与健康大会精神，进一步以问题和目标为导向，扩宽支持国产医疗设备发展应用的领域，健全完善创新、生产、配置、临床应用等各环节的政策支撑体系，强化研发生产与推广应用的结合，调动各方积极性，提高国产医疗设备市场竞争力，加快推动国产设备"走出去"步伐。

苗圩指出，要深入贯彻落实健康中国战略，引导和支持健康产业加快发展，进一步推动国产医疗设备产业创新发展。苗圩强调，面对新形势、新任务，一是要统一思想，提高认识，切实增强责任感和使命感，努力开拓国产医疗设备发展应用新局面；二是要聚焦重点，突破瓶颈，组织企业和用户开展联合攻关，切实提高国产医疗设备的技术水平，保证健康中国战略实施；三是要加强组织领导，明确分工责任，切实完成既定目标和任务。

8. 《医药工业发展规划指南》关于可穿戴医疗设备的阐述

为贯彻落实《中华人民共和国国民经济和社会发展第十三个五年规划纲要》和《中国制造 2025》，指导医药工业加快由大到强的转变，国家工业和信息化部、国家发展改革委员会、科学技术部、商务部、国家卫生和计划生育委员会、国家食品药品监督管理总局于 2016 年 11 月 7 日联合发布《医药工业发展规划指南》（以下简称《指南》）。作为"十三五"时期指导医药工业发展的专项规划指南，《指南》既明确了当下我国医药工业存在的不足与困难，也指明了医药工业由大到强的必由之路，对于未来中国医药工业的发展，无疑具备提纲挈领的风向标意义。

《指南》特别强调要大力推动"互联网＋医药"，发展智慧医疗产品。开发应用具备云服务和人工智能功能的移动医疗产品、可穿戴设备，各种类型的基于移动互联网的健康管理软件（APP），可实现远程监护、咨询的远程医疗系统。加强对健康医疗大数据的开发和利用，发展电子健康档案、电子病历、电子处方等数据库，实现数据资源互联互通和共享，指导疾病诊治、药物评价和新药开发，发展基于大数据的医疗决策支持系统。同时培育新的健康消费需求。推动家用、养老、康复医疗器械的开发和应用，适应人口老龄化的需要。发展大健康产品，支持医药企业向功能食品、特殊医学用途配方食品、化妆品以及保健、预防、治未病等领域延伸。支持基因测序、肿瘤免疫治疗、干细胞治疗、药物伴随诊断等新型医学技术发展，完善行业准入政策，加强临床应用管理，促进各项技术适应临床需求，紧跟国际发展步伐。进一步推动生产性服务业和服务型制造发展。大力发展合同生产、合同研发、医药电子商务、生物技术服务、医疗器械第三方维护保养等新型生产性服务业，促进分工进一步专业化，提高效率和降低成本。围绕生物技术药物和化药制剂，鼓励建设若干个从事合同生产为主的高标准药品生产基地。鼓励医疗器械、制药设备企业开展产品延伸服务，从提供产品向提供整体解决方案转变，建设第三方检验中心、影像中心、透析中心和病理中心等。

在《指南》中，着重推进重点领域发展，把握产业技术进步方向，瞄准市场重大需求，大力发展生物药、化学药新品种、优质中药、高性能医疗器械、新型辅料包材和制药设备，加快各领域新技术的开发和应用，促进产品、技术、质量升级。其中，在医疗器械领域包括了移动医疗产品。大力开发应用健康医疗大数据，重点发展远程医疗系统，可穿戴生理信息监测设备，具备云服务和人工智能功能的家用、养老、康复设备，可提供健康咨询、网上预约分诊、病例随访、检验结果查询等应用的健康管理信息系统。开发可穿戴医疗器械使用的新型电生理传感器、柔性显示器件、高性能电池等核心通用部件。

9. 科技让城市更健康——"科技创新与健康"平行论坛

2016 年 11 月 21 日，来自中外的多名专家、政府官员等就"创新与科学科学促进更健康的城市"这一主题，举行了第九届全球健康促进大会"科技创新与健康"平行论坛。与会专家和官员提出，科技创新将给健康城市建设提供强大的引领支撑。

"科学技术进步是城市健康促进的主要动力"，中国工程院院士、中国医学科学院院长曹雪涛教授在该分论坛上指出，1895 年的 X 射线、1903 年的心电图、1938 年的髋关节置换……这些医学发现改变了我们每一位个体的健康；而消毒科技、免疫技术与现代医疗的发展也改变了人群健康水平。城市居民生活质量的提高、城市的健康发展都源自科技创新。

当下，身处社会转型期的中国在城市健康和居民健康面临着不少挑战：传染病暴发风险依旧存在；重大慢病井喷式暴发，每 10 秒有 1 人死于心血管病，糖尿病患者 1.1 亿人，占全球患者的 1/3；即将步入老龄社会，预计到 2030 年，16％的中国人口将在 65 岁以上，总数超过 2 亿人！

曹雪涛院士认为，世界医学科学创新为解决这些问题提供了方向和动力。如今医学科学呈个性化、精确化、微创化、远程化与集成化的发展态势，随着微创治疗、人工器官等新的防治技术手段不断出现，医学与理工科技的交融互动在不断创新发展。同时，可穿戴设备、医用三维（3D）打印等技术也让医学与 IT、移动互联网、大数据等融合越来越紧密，科技与健康医疗的融合创新是必然趋势。

10. 2030 年可持续发展中的健康促进上海宣言强调发挥数字技术的潜力

2016 年 11 月 21 日，第九届全球健康促进大会在上海召开。会议期间，国家卫生计生委主任李斌、世界卫生组织总干事陈冯富珍、上海市市委副书记兼常务副市长应勇、加拿大公共卫生署署长等国内外与会代表，见证并发布了《2030 年可持续发展中的健康促进上海宣言》（简称《上海宣言》），该宣言正式提出健康和福祉在联合国 2030 年发展议程及其可持续发展目标中的核心位置，并重申健康作为一项普遍权利，是日常生活的基本资源，是所有国家共享的社会目标和政治优先策略。《上海宣言》强调，通过发挥数字技术的潜力，增强公民对自身健康及健康决定因素的控制。

1.10　医学影像及设备

1.10.1　本节导读

- 2016 年 11 月 29 日，国务院发布《"十三五"国家战略性新兴产业发展规划》，指出下一代的作战将是基于人工智能、大数据等方向的"信息域"作战，是建立在对海量战场态势数据分析的基础上的作战。并在提升生物医学工程发展水平上给出倡导。

- 2016 年 11 月 9 日，中华人民共和国国家卫生和计划生育委员会发布了"十三五"《医药工业发展规划指南》，在该指南中确定医学影像设备重点是发展高场强超导磁共振和专科超导磁共振成像系统、高端 CT 设备、多模态融合分子影像设备 PET-CT 和 PET-MRI，高端彩色多普勒超声和血管内超声，血管数字减影 X 射线机（DSA），高清电子内窥镜等。

- 2016 年 11 月 8 日，中共中央办公厅、国务院办公厅转发《国务院深化医药卫生体制改革领导小组关于进一步推广深化医药卫生体制改革经验的若干意见》，该意见指出要提升社会办医发展水平，鼓励社会力量按有关规定建立独立的医学检验、医学影像诊断、消毒供应和血液净化机构。

- 2016 年 11 月 1 日，国家卫生计生委关于修改《医疗机构管理条例实施细则》的决定（征求意见稿），明确在综合医院、中医医院、中西医结合医院、民族医医院、专科医院、康复医院等相关医院中建立医学影像诊断中心。

- 中华人民共和国国家卫生和计划生育委员会发布《关于推进分级诊疗试点工作的通知》，明确 2016 年重点做好探索设置医学影像诊断中心、医学检验实验室等独立医疗机构，实现区域资源共享工作。

- 2016 年 8 月 12 日，国家卫生计生委关于印发医学影像诊断中心基本标准和管理规范的通知，就开展医学影像诊断中心设置工作提出了五项要求。

- 2016 年 6 月 21 日，国务院发布了《关于促进和规范健康医疗大数据应用发展的指导意见》，该意见指出要坚持以人为本、创新驱动，规范有序、安全可控，开放融合、共建共享的原则，以保障全体人民健康为出发点，大力推动政府健康医疗信息系统和公众健康医疗数据互联融合、开放共享，积极营造促进健康医疗大数据安全规范、创新应用的发展环境。

- 2016 年 6 月 6 日，中华人民共和国国家卫生和计划生育委员会发布《关于推进家庭医生签约服务的指导意见》，明确探索设置独立的区域医学检验机构、病理诊断机构、医学影像检查机构等，实现区域资源共享。

- 2016 年 4 月 15 日，国务院发布了《上海系统推进全面创新改革试验加快建设具有全球影响力科技创新中心方案》，该方案指出要开发医学影像诊疗、介入支架等重大医疗器械产品，实现关键核心技术重大突破，推动在国内广泛应用，进一步扩大在国际市场的份额。

- 2016 年 3 月 1 日，中华人民共和国国家卫生和计划生育委员会发布了《关于印发加强三级医院对口帮扶贫困县县级医院工作方案的通知》，明确有条件的贫困县可以依托县级公立医院，建立医学影像、临床检验、消毒供应等中心，推动县域内医疗资源共享。支援医院要积极开展远程会诊、远程查房、远程病理及医学影像诊断、远程继续教育等活动，不断提升受援医院医疗技术水平。

- 2016 年 2 月 26 日，国务院发布了《中医药发展战略规划纲要（2016—2030 年)》，明确要构建集医学影像、检验报告等健康档案于一体的医疗信息共享服务体系，逐步建立跨医院的中医医疗数据共享交换标准体系。

- 《关于进一步规范社区卫生服务管理和提升服务质量的指导意见》指出要推进远程医疗系统建设，开展远程会诊、医学影像、心电诊断等远程医疗服务。充分利用公立医院等资源，发展集中检验，推动检查检验互认，减少重复就医。

- 卫计委发布《2016 年深入落实进一步改善医疗服务行动计划重点工作方案的通知》，以常见病、多发病为突破口打造分级诊疗模式，首先提上议程的就是高血压、糖尿病，血压计、血糖仪一类的器材。医疗器械需求会大幅上升。

1.10.2　医学影像与设备相关政策

1. 国务院发布《“十三五”国家战略性新兴产业发展规划》

2016 年 11 月 29 日，国务院发布《“十三五”国家战略性新兴产业发展规划》。跟医学影像有关的主要内容如下：

提升生物医学工程发展水平。发展智能化移动化新型医疗设备，开发高性能医疗设备与核心部件。发展高品质医学影像设备、先进放射治疗设备、高通量低成本基因测序仪、基因编辑设备、康复类医疗器械等医学装备，大幅提升医疗设备稳定性、可靠性。利用增材制造等新技术，加快组织器官修复和替代材料及植介入医疗器械产品创新和产业化。加快发展体外诊断仪器、设备、试剂等新产品，推动高特异性分子诊断、生物芯片等新技术发展，支撑肿瘤、遗传疾病及罕见病等体外快速准确诊断筛查。

2. 中华人民共和国国家卫生和计划生育委员会发布了《医药工业发展规划指南》

2016 年 11 月 9 日，中华人民共和国国家卫生和计划生育委员会发布了《医药工业发展规划指南》，其中与医学影像相关的内容如下：

（1）医学影像设备。重点发展高场强超导磁振和专科超导磁共振成像系统，高端 CT 设备，多模态融合分子影像设备 PET-CT 和 PET-MRI，高端彩色多普勒超声和血管内超声，血管数字减影 X 射线机（DSA），高清电子内窥镜等。提高核心部件生产水平，重点包括 CT 球管，磁共振超导磁体和射频线圈，PET 晶体探测器，超声单晶探头、二维面阵探头等新型探头，X 线平板探测器，内窥镜三晶片摄像系统等。

（2）体外诊断产品。重点发展高通量生化分析仪、免疫分析仪、血液细胞分析仪、全实验室自动化检验分析流水线（TLA）及相关试剂，单分子基因测序仪及其他分子诊断仪器，新型即时检测设备（POCT）。加强体外诊断设备、检测试剂、信息化管理软件和数据分析系统的整合创新，加快检测试剂标准建立、溯源用标准物质研制和新试剂开发。

（3）治疗设备。重点发展高能直线加速器及影像引导放射治疗装置，骨科和腹腔镜手术机器人，血液透析设备及耗材，人工肝血液净化设备及耗材，眼科激光治疗系统，高端治疗呼吸机，移动 ICU 急救系统，除颤仪，中医治疗设备等。

（4）植入介入产品和医用材料。重点发展全降解冠脉支架、心脏瓣膜，可降解封堵器，可重复使用介入治疗用器械导管，人工关节和脊柱，三维打印骨科植入物，组织器官诱导再生和修复材料，心脏起搏器，植入式左心室辅助装置，脑起搏器，人工耳蜗，牙种植体，眼科人工晶体，功能性敷料，可降解快速止血材料和医用黏接剂等。

（5）移动医疗产品。开发应用健康医疗大数据，重点发展远程医疗系统，可穿戴生理信息监测设备，具备云服务和人工智能功能的家用、养老、康复设备，可提供健康咨询、网上预约分诊、病例随访、检验结果查询等应用的健康管理信息系统。开发可穿戴医疗器械使用的新型电生理传感器、柔性显示器件、高性能电池等核心通用部件。

3. 中共中央办公厅、国务院办公厅转发《国务院深化医药卫生体制改革领导小组关于进一步推广深化医药卫生体制改革经验的若干意见》

2016 年 11 月 8 日，中共中央办公厅、国务院办公厅转发《国务院深化医药卫生体制改革领导小组关于进一步推广深化医药卫生体制改革经验的若干意见》，《国务院深化医药卫生体制改革领导小组关于进一步推广深化医药卫生体制改革经验的若干意见》中与医学影像相关内容如下：提升社会办医发展水平。区域卫生规划和医疗机构设置规划为社会办医留出足够空间，优先举办非营利性医疗机构。优化社会办医发展环境，推进非公立医疗机构与公立医疗机构在市场准入、社会保险定点、重点专科建设、职称评定、学术交流、等级评审、技术准入等方面同等待遇。支持社会办医连锁经营、树立品牌、集团发展，提供高端服务以及康复、老年护理等紧缺服务。鼓励社会力量按有关规定建立独立的医学检验、医学影像诊断、消毒供应和血液净化机构。

4. 2016 年 11 月 1 日，国家卫生计生委发布《国家卫生计生委关于修改〈医疗机构管理条例实施细则〉的决定（征求意见稿）》

国家卫生计生委决定对《医疗机构管理条例实施细则》做如下修改。将第三条修改为：

医疗机构的类别：临床检验中心、医学检验中心、病理诊断中心、医学影像诊断中心、血液透析中心、安宁疗护中心。

5. 国家卫生计生委发布《人体器官移植医师培训与认定管理办法（试行）》

2016 年 10 月 8 日，国家卫生计生委发布《人体器官移植医师培训与认定管理办法（试行）》中与医学影像相关的内容如下：

（1）脑电图评估、诱发电位评估和经颅多普勒超声评估医师或卫生技术人员各不少于 1 名。

（2）其他人员（呼吸内镜、麻醉、护理、医学影像、检验、病理等专业技术人员）具备较高服务能力和水平。

6. 中华人民共和国国家卫生和计划生育委员会发布《关于推进分级诊疗试点工作的通知》

2016 年 8 月 19 日，中华人民共和国国家卫生和计划生育委员会发布《关于推进分级诊疗试点工作的通知》中与医学影像相关的内容如下：加快推进医疗卫生信息化建设，促进区域医疗资源共享。加快建设区域性医疗卫生信息平台，逐步实现电子健康档案和电子病历的连续记录以及不同级别、不同类别医疗机构之间的信息共享。利用远程医疗等信息化手段促进医疗资源纵向流动，提高优质医疗资源可及性和医疗服务整体效率。发展基于互联网的医疗卫生服务，充分发挥互联网、大数据等信息技术手段在分级诊疗中的作用。探索设置医学影像诊断中心、医学检验实验室等独立医疗机构，实现区域资源共享。

7. 国家卫生计生委关于印发医学影像诊断中心基本标准和管理规范（试行）的通知

2016 年 8 月 12 日，国家卫生计生委关于印发医学影像诊断中心基本标准和管理规范（试行）的通知，就开展医学影像诊断中心设置工作提出以下要求：

（1）设置医学影像诊断中心等医疗机构对于实现区域医疗资源共享，提升基层医疗机构服务能力，推进分级诊疗具有重要作用。各省级卫生计生行政部门要充分认识这项工作的重要意义，切实加强组织领导，完善配套政策，确保工作顺利开展。

（2）医学影像诊断中心属于单独设置的医疗机构，为独立法人单位，独立承担相应法律责任，由设区的市级及以上卫生计生行政部门设置审批。

（3）各级卫生计生行政部门要将医学影像诊断中心统一纳入当地医疗质量控制体系，加强医疗质量控制和医疗服务监管，确保医疗质量与医疗安全。在质控的基础上，逐步推进医疗机构与医学影像诊断中心间检查结果互认。鼓励利用信息化手段促进医疗资源纵向流动，由医学影像诊断中心向基层医疗卫生机构提供远程影像诊断等服务。

（4）鼓励医学影像诊断中心形成连锁化、集团化，建立规范化、标准化的管理与服务模式。对拟开办集团化、连锁化医学影像诊断中心的申请主体，可以优先设置审批。

（5）医学影像诊断中心应当与区域内二级以上综合医院建立协作关系，建立危重患者急救绿色通道，加强技术协作，不断提升技术水平。

8. 国务院发布了《关于促进和规范健康医疗大数据应用发展的指导意见》

2016 年 6 月 21 日，国务院发布了《关于促进和规范健康医疗大数据应用发展的指导意见》。主要内容如下：

（1）研制推广数字化健康医疗智能设备；

（2）全面建立远程医疗应用体系；

（3）加强法规和标准体系建设；

（4）加强健康医疗信息化复合型人才队伍建设。

9. 国务院发布了《上海系统推进全面创新改革试验加快建设具有全球影响力科技创新中心方案》

2016 年 4 月 15 日，国务院发布了《上海系统推进全面创新改革试验加快建设具有全球影响力科技创新中心方案》。在主要任务（三）实施引领产业发展的重大战略项目和基础工程中与医学影像相关内容如下：开发医学影像诊疗、介入支架等重大医疗器械产品，实现关键核心技术重大突破，推动在国内广泛应用，进一步扩大在国际市场的份额。

10. 国务院发布了《中医药发展战略规划纲要（2016—2030 年)》

2016 年 2 月 26 日，国务院发布了《中医药发展战略规划纲要（2016—2030 年)》。重点任务中与医学影像相关内容如下：大力发展中医远程医疗、移动医疗、智慧医疗等新型医疗服务模式。构建集医学影像、检验报告等健康档案于一体的医疗信息共享服务体系，逐步建立跨医院的中医医疗数据共享交换标准体系。探索互联网延伸医嘱、电子处方等网络中医医疗服务应用。利用移动互联网等信息技术提供在线预约诊疗、候诊提醒、划价缴费、诊疗报告查询、药品配送等便捷服务。

11. 卫计委发布《2016 年深入落实进一步改善医疗服务行动计划重点工作方案的通知》

卫计委发布《2016 年深入落实进一步改善医疗服务行动计划重点工作方案的通知》，以常见病、多发病为突破口打造分级诊疗模式，首先提上议程的就是高血压、糖尿病，血压计、血糖仪一类的器材。医疗器械需求会大幅上升。

指导意见鼓励推进区域间资源共享；探索设置独立的区域医学检验机构、病理诊断机构、医学影像检查机构、消毒供应机构和血液净化机构，实现区域资源共享。加强医疗质量控制，推进同级医疗机构间以及医疗机构与独立检查检验机构间检查检验结果互认。

外包服务的发展主要是控费的需求，三甲医院收费相对较高，把一部分简单业务外包，能够使医保支付方更好控制费用；医学检验机构、病理诊断机构、医学影像检查机构等机构的服务内容相对于三级医院的其他医疗服务，要求不是很高，服务相对容易提供；每个单店模块标准化，容易复制，适合资本进入。

1.10.3 医学影像相关会议

1. 2016 年第 39 届美国神经影像学会年会（ASN）

美国神经影像学会 ASN 成立于 1975 年，是由临床医生，技术专家和科研人员组成的国际化、专业化的组织，他们致力于神经影像学的教育，宣传和研究，以促进神经影像学的发展。ASN 每年举办的年会为相关专家、医生提供了交流平台，通过培训更好地发挥影像学在对神经系统疾病的诊断和评估方面的作用，更好地服务患者。2016 年第 39 届美国神经影像学会年会（ASN）于 2016 年 1 月 14 至 17 日在美国奥兰多召开。

2. 北美放射学年会 RSNA 2016

北美放射学会（Radiological Society of North America，RSNA）是由美国和加拿大两国联合组建的地区性放射学学术团体，成立于 1915 年，2016 年是第 102 届，开始称西方伦琴学会（Western Roentgen Society），1919 年改为 RSNA。RSNA 是国际上成立早、会员多、科学水平高、学术活动活跃的学会，会员主要在美国和加拿大，分为会员、准会员和荣誉会员等。国际会员分布在欧洲、亚洲和大洋洲的多个国家和地区，分为会员和荣誉会员。

RSNA 的目标是通过教育和研究活动促进放射学和相关科学的高水平发展。RSNA 为放射学者和保健学家提供继续教育计划和高质量的学习材料，并不断地改进这些教育活动的内容。RSNA 致力于放射学各方面和相关学科的研究，包括促进健康检查的基础临床医学研究，并鼓励放射学家之间的交流合作以及其会员同其他医学分支及专业保健人员之间的交流等。

2015 年来自世界多个国家的约 738 家展商，65 824 多人次的考察商和学者参观该展会！其中，中国的东软集团、南京巨鲨、南京普朗、汕头超声仪器等近 34 家企业参展，另有近千人前往考察。

3. 2016 全国颅脑及颈部血管超声医学学术大会

2016 全国颅脑及颈部血管超声医学学术大会定于 2016 年 11 月 25 至 27 日在北京举办。会议将重点交流血管超声操作规范难点、前沿热点、新技术应用、国外血管超声规范化及其对我们的启示等问题，具有基础性、全面性、前瞻性、国际性等特点。

4. 2016 年第 22 届人脑影像组织年会

协会是致力于运用神经影像学探索人类大脑的组织。该协会成立于 1995

年，从成立之初至今一直侧重于人脑功能神经影像学的主流科学运动的突破。OHBM 的主要功能是提供交流探讨人类大脑图谱最新的、开创性的研究的教育论坛，通过会员人数的不断增加和年度会议实现了创建该协会的目的。2016年第 22 届人脑影像组织年会将于 6 月 26 至 30 日在瑞士（日内瓦）召开。

5. 2016 中国医学影像技术研究会第三十次全国学术大会

中国医学影像技术研究会于 2016 年 5 月 27 至 29 日在湖北省武汉市召开第三十次全国学术大会，邀请乳腺外科学、病理学及影像医学等多学科的知名专家针对乳腺疾病、胃肠疾病、骨肌肿瘤及神经退变疾病等进行学术讲座。

6. 2016 年第十九届北京国际医疗器械展览会

2016 年第十九届北京国际医疗器械展览会于 9 月 12 日在北京国际展览中心举行。展会内容涵盖医用电子、医学影像设备、医用 X 射线系统、磁共振设备、医疗用品及医疗信息技术等领域。

医学影像是对人体或人体某部分以非侵入方式，取得内部组织影像的技术与处理过程，主要包括医学成像系统和医学图像处理。其中，医学成像系统是指图像形成的过程；医学图像处理是对已经获取的图像进一步处理，使原来不够清晰的图像复原或突出图像中的某些特征信息等。目前主流医学影像设备有计算机断层成像设备、超声设备、磁共振设备、医用 X 线机等。

在现有的医疗体系中，临床诊断七成依赖医疗影像诊断。我国作为医疗器械进口大国，中高端医疗影像设备市场份额近 8 成依赖进口。数据显示，2014 年美国通用电气公司、荷兰飞利浦公司以及德国西门子公司占据了全球医疗影像设备市场份额的 65％以上。在扶持政策不断加码以及国内企业研发提速的助推下，我国医疗影像设备领域的技术实力将不断增强。

7. 第 76 届中国国际医疗器械（秋季）博览会

2016 年 10 月 29 日，由国药励展主办的"第 76 届中国国际医疗器械（秋季）博览会"（CMEF 2016 Autumn）在深圳举行。

作为医疗服务业的支撑产业，医疗器械在整个"健康中国"进程中扮演着基石角色，其变革与发展直接影响着我国医疗服务水平的提升，甚至"健康中国"概念的落地。近年来，中央和国家有关部门相继出台了一系列政策法规大力促进和支持我国医疗与健康产业发展。

1.11 健康服务与慢性病

1.11.1 本节导读

- 《"健康中国 2030"规划纲要》明确规定把健康摆在优先发展的战略地位。
- 《关于印发推进家庭医生签约服务指导意见的通知》。
- 《国家慢性病综合防控示范区建设管理办法》中明确指出要坚持以人民健康为中心，培育适合不同地区特点的慢病性综合防控模式，并总结推广经验。

1.11.2 专题政策

1. 《"健康中国 2030"规划纲要》关于慢性病的内容节选

《"健康中国 2030"规划纲要》中第一章指导思想指出："健康优先。把健康摆在优先发展的战略地位，立足国情，将促进健康的理念融入公共政策制定实施的全过程，加快形成有利于健康的生活方式、生态环境和经济社会发展模式，实现健康与经济社会良性协调发展。"同时在第四章第一节规定："推进全民健康生活方式行动，强化家庭和高危个体健康生活方式指导及干预，开展健康体重、健康口腔、健康骨骼等专项行动，到 2030 年基本实现以县（市、区）为单位全覆盖。"第七章第一节规定："实施慢性病综合防控战略，加强国家慢性病综合防控示范区建设。强化慢性病筛查和早期发现，针对高发地区重点癌症开展早诊早治工作，推动癌症、脑卒中、冠心病等慢性病的机会性筛查。基本实现高血压、糖尿病患者管理干预全覆盖，逐步将符合条件的癌症、脑卒中等重大慢性病早诊早治适宜技术纳入诊疗常规。加强学生近视、肥胖等常见病防治。到 2030 年，实现全人群、全生命周期的慢性病健康管理，总体癌症 5 年生存率提高 15％。加强口腔卫生，12 岁儿童患龋率控制在 25％以内。"第九章第一节规定："实施中医临床优势培育工程，强化中医药防治优势病种研究，加强中西医结合，提高重大疑难病、危急重症临床疗效。大力发展中医非药物疗法，使其在常见病、多发病和慢性病防治中发挥独特作用。发展中医特色康复服务。健全覆盖城乡的中医医疗保健服务体系。在乡镇卫生院和社区卫生服务中心建立中医馆、国医堂等中医综合服务区,推广适宜技术,所有基层医疗卫生机构都能够提供中医药服务。促进民族医药发展。到 2030 年,中医药在治未病中的主导作用、在重大疾病治疗中的协同作用、在疾病康复中的核心作用得到充分发挥。"

2. 《关于印发推进家庭医生签约服务指导意见的通知》

国医改办发〔2016〕1 号《关于印发推进家庭医生签约服务指导意见的通知》。

转变基层医疗卫生服务模式,实行家庭医生签约服务,强化基层医疗卫生服务网络功能,是深化医药卫生体制改革的重要任务,也是新形势下更好维护人民群众健康的重要途径。近年来,各地结合实际积极探索,在基层开展执业方式和服务模式改革试点工作,采取多种形式推进签约服务,取得了积极进展,积累了实践经验。为贯彻落实《国务院关于建立全科医生制度的指导意见》(国发〔2011〕23 号)和《国务院办公厅关于推进分级诊疗制度建设的指导意见》(国办发〔2015〕70 号)要求,加快推进家庭医生签约服务,现提出如下意见。

- 总体思路。根据深化医药卫生体制改革的总体部署和要求,围绕推进健康中国建设、实现人人享有基本医疗卫生服务的目标,以维护人民群众健康为中心,促进医疗卫生工作重心下移、资源下沉,结合基层医疗卫生机构综合改革和全科医生制度建设,加快推进家庭医生签约服务。不断完善签约服务内涵,突出中西医结合,增强群众主动签约的意愿;建立健全签约服务的内在激励与外部支撑机制,调动家庭医生开展签约服务的积极性;鼓励引导二级以上医院和非政府办医疗卫生机构参与,提高签约服务水平和覆盖面,促进基层首诊、分级诊疗,为群众提供综合、连续、协同的基本医疗卫生服务,增强人民群众获得感。

- 主要目标。2016 年,在 200 个公立医院综合改革试点城市开展家庭医生签约服务,鼓励其他有条件的地区积极开展试点。重点在签约服务的方式、内容、收付费、考核、激励机制等方面实现突破,优先覆盖老年人、孕产妇、儿童、残疾人等人群,以及高血压、糖尿病、结核病等慢性疾病和严重精神障碍患者等。到 2017 年,家庭医生签约服务覆盖率达到 30％以上，重点人群签约服务覆盖率达到 60％以上。到 2020 年，力争将签约服务扩大到全人群，形成长期稳定的契约服务关系，基本实现家庭医生签约服务制度的全覆盖。

3.《国家慢性病综合防控示范区建设管理办法》

国家卫生计生委疾病预防控制局为进一步加强慢性病综合防控工作，与 2016 年 10 月 20 日对《慢性非传染性疾病综合防控示范区管理办法》（卫办疾控发〔2011〕35 号）进行了修订，制定《国家慢性病综合防控示范区建设管理办法》。

文中明确指出："示范区建设的目标是坚持以人民健康为中心，强化政府责任，创造和维护健康的社会环境，培育适合不同地区特点的慢性病综合防控模式，总结推广经验，引领带动全国慢性病综合防控工作，降低因慢性病造成的过早死亡，有效控制慢性病疾病负担增长，推进健康中国建设。"

1.12 智 慧 养 老

1.12.1 本节导读

● 国务院办公厅印发《关于全面放开养老服务市场　提升养老服务质量的若干意见》，对促进养老服务业更好更快发展作出部署，并着眼于养老服务业当前面临的突出短板，提出了针对性要求，明确提出到 2020 年养老服务质量明显改善、群众满意度显著提高的目标。

●《关于做好医养结合服务机构许可工作的通知》指出，各地民政、卫生计生部门要高度重视做好医养结合服务机构许可工作，加强沟通、密切配合，打造"无障碍"审批环境，做好医养结合服务机构筹建指导工作。

●《关于改革社会组织管理制度促进社会组织健康有序发展的意见》指出，要大力培育发展包括养老照护在内的社区社会组织，并要求各地区各部门采取降低准入门槛的办法。通知中多次提到要加大对社区社会组织扶持力度，并将老年人列在重点培育对象的首位。

●《"健康中国 2030"规划纲要》就对加强养老机构建设，提高老年人健康生活质量提出规范指导意见。

- 《关于推进老年宜居环境建设的指导意见》明确提出，到 2025 年，老年宜居环境建设的总目标是老年宜居环境体系基本建成，推动老旧住房的适老化改造，改善社区环境的适老化状况，多措并举为广大老年人提供支持性环境。
- 《中共中央关于制定国民经济和社会发展第十三个五年规划的建议》提到要扩大养老等市场准入，加强社会保障、基本医疗和公共卫生等基本公共服务；创新公共服务提供方式，广泛吸引社会资本参与。
- 《关于积极发挥新消费引领作用加快培育形成新供给新动力的指导意见》，要求强化养老、健康等领域关键标准制修订，完善养老服务。
- 2016 年 1 月，"互联网＋"智慧养老创业创新交流大会在西安举办，陕西省政府提出近几年将重点通过"互联网＋"来实现对养老事业的支持。
- 2016 年 4 月 9 日，工业和信息化部电子信息司联合国家卫生和计划生育委员会家庭发展司、民政部社会福利中心在深圳市会展中心组织召开"信息技术和健康养老融合发展论坛"，论坛上发布了《智慧健康养老产业发展白皮书》。

1.12.2　相关政策

1.《关于做好医养结合服务机构许可工作的通知》

2016 年 4 月，民政部下发《关于做好医养结合服务机构许可工作的通知》，通知指出，各地民政、卫生计生部门要高度重视做好医养结合服务机构许可工作，加强沟通、密切配合，打造"无障碍"审批环境，做好医养结合服务机构筹建指导工作，并提出两个"支持"：支持医疗机构设立养老机构，支持养老机构设立医疗机构。养老机构内设医疗机构，属于社会办医范畴的，按照《关于促进社会办医加快发展的若干政策措施》（国办发〔2015〕45 号）等相关规定，享受政策扶持。

2《关于改革社会组织管理制度促进社会组织健康有序发展的意见》

2016 年 8 月，中共中央办公厅、国务院办公厅印发了《关于改革社会组织管理制度促进社会组织健康有序发展的意见》，并发出通知，进一步就改革社会组织管理制度、促进社会组织健康有序发展提出意见，并指出，大力培育发展包括养老照护在内的社区社会组织，要求各地区各部门：采取降低准入门槛的办法，对符合登记条件的社区社会组织，优化服务，加快审核办理程序，并简化登记程序；建立社区社会组织综合服务平台，为社区社会组织提供组织运作、活动场地、活动经费、人才队伍等方面支持。通知中多次提到要加大对社区社会组织扶持力度，并将老年人列在重点培育对象的首位。

3. 《"健康中国2030"规划纲要》

2016年10月，中共中央、国务院印发了《"健康中国2030"规划纲要》，文中多次对加强养老机构建设，提高老年人健康生活质量提出规范指导意见。

第五章"塑造自主自律的健康行为"指出，"加强对学校、幼儿园、养老机构等营养健康工作的指导"。第十章"加强重点人群健康服务"，第二节对促进健康老龄化工作做出指示：推进老年医疗卫生服务体系建设，推动医疗卫生服务延伸至社区、家庭。健全医疗卫生机构与养老机构合作机制，支持养老机构开展医疗服务。推进中医药与养老融合发展，推动医养结合，为老年人提供治疗期住院、康复期护理、稳定期生活照料、安宁疗护一体化的健康和养老服务，促进慢性病全程防治管理服务同居家、社区、机构养老紧密结合。鼓励社会力量兴办医养结合机构。加强老年常见病、慢性病的健康指导和综合干预，强化老年人健康管理。推动开展老年心理健康与关怀服务，加强老年痴呆症等的有效干预。推动居家老人长期照护服务发展，全面建立经济困难的高龄、失能老人补贴制度，建立多层次长期护理保障制度。进一步完善政策，使老年人更便捷获得基本药物。第二十二章，加强健康人才资源建设特别规定，"加大养老护理员、康复治疗师、心理咨询师等健康人才培养培训力度"，这为建设智慧养老机构的人才基础提供了政策支持。

4. 25部委联合发布我国首个老年宜居环境建设指导意见

2016年10月12日，全国老龄办在京召开新闻发布会，发布由全国老龄办、国家发展改革委、财政部、国土资源部、住房城乡建设部、交通运输部等25个部委共同制定的《关于推进老年宜居环境建设的指导意见》（以下简称《指导意见》）。《指导意见》是新修订《老年人权益保障法》新增"宜居环境"专章以来，我国发布的第一个关于老年宜居环境建设的指导性文件。

《指导意见》提出，到2025年，老年宜居环境建设的总目标是老年宜居环境体系基本建成，加强"住、行、医、养"等硬件设施环境的优化，提升新建住房的适老化水平，推动老旧住房的适老化改造，改善社区环境的适老化状况，多措并举为广大老年人提供支持性环境，最大限度地保障老年人的生活独立、功能维持和社会融入。

《指导意见》谋划了适老居住环境、适老出行环境、适老健康支持环境、适老生活服务环境、敬老社会文化环境五大老年宜居环境建设板块，17 个子项重点建设任务，并提出了安全性、可及性、整体性、便利性、包容性的要求。全国老龄办副主任吴玉韶介绍，老年宜居环境建设作为全国老龄委今后一个时期的重点工作，将纳入"十三五"期间老龄事业发展规划持续推进。今后一个时期，全国老龄办将与各相关部门一起推动老年宜居环境建设工作纳入国家规划和各部门专项规划，研究出台相关配套政策。

现代化的养老机构的建设也将成为老年宜居环境建设工作的重要组成部分，此外，《指导意见》也对医养结合工作做出指示，鼓励医疗卫生机构与养老机构开展对口支援、合作共建，支持养老机构开展医疗服务，为入住老年人提供无缝对接的医疗服务环境。

《指导意见》也对老年健康服务科技水平提出强调，指出要"开展智慧家庭健康养老示范应用，鼓励发挥地方积极性开展试点，调动各级医疗资源、基层组织以及相关养老服务机构、产业企业等方面力量，开展健康养老服务"。并进一步对智慧养老服务重点建设内容做出规范指导，为今后发展智慧养老机构，形成智慧养老平台体系指出了方向：研究制定鼓励性政策引导产业发展，鼓励运用云计算、大数据等技术搭建社区、家庭健康服务平台，提供实时监测、长期跟踪、健康指导、评估咨询等老年人健康管理服务。发展血糖、心率、脉搏监测等生物医学传感类可穿戴设备，开发适用于基层医疗卫生机构和社区家庭的各类诊疗终端和康复治疗设备。

5.《中共中央关于制定国民经济和社会发展第十三个五年规划的建议》中的养老与创新

该规划在坚持创新发展方面，提到支持生物技术、智能制造等新兴产业发展，实施智能制造工程，促进生物医药及高性能医疗器械等产业发展壮大。在坚持开放发展方面，提到有序扩大服务业对外开放，扩大养老等市场准入。在坚持共享发展方面，提到增加公共服务供给。加强社会保障、基本医疗和公共卫生等基本公共服务，努力实现全覆盖。创新公共服务提供方式，能由政府购买服务提供的，政府不再直接承办；能由政府和社会资本合作提供的，广泛吸引社会资本参与。

该规划中提到的医疗产业的支持，对进一步开放养老市场的准入，都为发展养老产业提供了有利条件，该规划中强调的"广泛吸引社会资本参与"也为民营养老机构的发展提供了政策支持，更加鼓励了养老机构的技术创新与服务创新。

6.《关于积极发挥新消费引领作用加快培育形成新供给新动力的指导意见》

要普及智慧养老机构，发展智慧养老创新，首先要推动养老服务信息化的标准建设、规范先行。2015 年 11 月 23 日国务院发布《关于积极发挥新消费引领作用加快培育形成新供给新动力的指导意见》，要求强化养老、健康等领域关键标准制修订，完善养老服务。建立行业标准和市场规范是推进智慧养老发展的基础，是推动为老服务发展的保障。需要制定一套涉及的网络通信、信息安全、物联/互联技术的技术标准，一套涵盖项目的规划、设计、建设、运营、管理、维护的制度性和流程性的规范，最终形成一套集成总体建设运营标准、信息安全保障规范和标准规范的评价体系。

除此之外，政府部门要进行顶层设计和集中管理，建立全国统一的智慧养老云平台，汇总全国老年人各项基础信息到一个统一的信息技术平台，为老龄事业决策提供信息支持；实现涉老数据的集中和贯通，形成智慧养老的数据基础。《关于加快发展生活性服务业促进消费结构升级的指导意见》指出，以满足日益增长的养老服务需求为重点，完善服务设施，加强服务规范，提升养老服务体系建设水平，鼓励养老服务与相关产业融合创新发展。国务院办公厅转发卫生计生委等九部门关于推进医疗卫生与养老服务相结合指导意见的通知，指出到 2020 年，基层医疗卫生机构为居家老年人提供上门服务的能力明显提升。

7.《关于全面放开养老服务市场提升养老服务质量的若干意见》

2016 年 12 月，国务院办公厅印发《关于全面放开养老服务市场 提升养老服务质量的若干意见》（以下简称《意见》），对促进养老服务业更好更快发展作出部署。《意见》提出，到 2020 年，养老服务市场全面放开，养老服务和产品有效供给能力大幅提升，供给结构更加合理，养老服务政策法规体系、行业质量标准体系进一步完善，信用体系基本建立，市场监管机制有效运行，服务质量明显改善，群众满意度显著提高，养老服务业成为促进经济社会发展的新动能。

《意见》提出了四方面的主要任务。一是全面放开养老服务市场。降低准入门槛，放宽外资准入，精简行政审批环节，全面清理、取消申办养老机构的不合理前置审批事项，优化审批程序，简化审批流程，优化市场环境。二是大力提升居家社区养老生活品质。推进居家社区养老服务全覆盖，提升农村养老服务能力和水平，提高老年人生活便捷化水平。三是全力建设优质养老服务供给体系。推进"互联网＋"养老服务创新，建立医养结合绿色通道，促进老年产品用品升级，发展适老金融服务。四是切实增强政策保障能力。加强统筹规划，完善土地支持政策，提升养老服务人才素质，完善财政支持和投融资政策，加强行业监管和行业自律。

《意见》着眼于养老服务业当前面临的突出短板，提出了针对性要求，并明确提出到 2020 年养老服务质量明显改善、群众满意度显著提高的目标。居家社区养老是符合中国国情、老年人选择最多的养老方式，但长期以来，居家社区养老服务水平不高、基础设施不完善、人才短缺、资金投入不足等问题较为突出。《意见》着眼于补齐短板，提出了许多推进居家社区养老服务全覆盖的目标要求和措施。其中明确指出，鼓励建设小型社区养老院，满足老年人就近养老需求。这些措施必将加强居家社区养老服务的有效供给，夯实居家社区养老服务在养老服务体系建设中的基础性作用。

1.12.3   相关会议

1. 信息技术和健康养老融合发展论坛

2016 年 4 月 9 日，工业和信息化部电子信息司联合国家卫生和计划生育委员会家庭发展司、民政部社会福利中心在深圳市会展中心组织召开"信息技术和健康养老融合发展论坛"。

论坛上，来自 21 家的企业代表及专家学者分别从智能穿戴发展趋势、传感器技术的创新、健康监护设备系统的发展、服务模式的探索、传统行业在健康养老领域的探索和转型升级、养老体系的搭建等方面进行了精彩的主题发言，并发布了《智慧健康养老产业发展白皮书》。论坛为行业专业人士搭建了一个良好的交流平台，对促进信息技术和健康养老融合发展起到了积极的作用。

工业和信息化部电子信息司副司长乔跃山、民政部社会福利中心书记甄炳亮先生特别指出，"养老服务机构和组织要和信息化机构展开合作，利用信息技术提高养老机构的管理和服务水平。"蔡菲指出卫计委将开展三个方面的工作：一是联合工业和信息化部等部委和社会各界力量共同推进"健康中国"建设，切实保障老年人的个人健康，同时改善生活环境、社会环境，鼓励各类智慧健康养老产品设备的研发生产；二是联合工业和信息化部出台健康数据的采集、认定和使用标准规范，为健康养老服务业提供持续的健康指导和医疗参考，以信息技术促进医养结合的发展；三是针对我国老龄化人口总量大且健康状况普遍不好的问题，重视并利用信息技术对健康养老产业的支撑作用，给老年人提供适合的、便捷的、综合性的医疗服务。

2. 2016"互联网＋"智慧养老创业创新交流大会

2016 年 1 月 14 日，陕西省商务厅、民政厅、卫计委共同举办的"2016中国（西安）'互联网＋'智慧养老创业创新交流大会"在西安曲江国际会议中心举办。

陕西省政府提出近几年将重点通过"互联网＋"来实现对养老事业的支持，以智能硬件和"互联网＋"技术相结合的产品借助大数据的支持推动陕西的智慧养老产业快速发展。

3. 第四届全国智能化养老战略研讨会暨智能养老产业展览会召开

2015 年 10 月，第四届全国智能化养老战略研讨会暨智能养老产业展览会在福州召开。大会主论坛，国家部委领导、两院院士、专家学者围绕智能养老进行深入交流研讨；大会分论坛从医疗、金融、科技角度出发，召开中医药与智能养老融合发展论坛、智能健康生活圈推介及金融支持体系和华龄健康 365 工程发展论坛。

4. 首部智能养老产业蓝皮书出版发行

2015 年 11 月，我国第一部智能养老蓝皮书《中国智能养老产业发展报告》发布。蓝皮书提出：我国智能养老整体上处于"学、抄、拿"的起步阶段，未来，老龄智能远程医疗的发展前景广阔。

5. "互联网 ＋"助推智慧养老产业发展

2015 年 7 月，国务院印发《关于积极推进"互联网 ＋"行动的指导意见》，明确提出了"促进智慧健康养老产业发展"的目标任务。

● 全国首个智慧居家养老服务标准化试点获批

2015 年 5 月，国家标准委正式下达了全国第二批社会管理和公共服务综合标准化试点项目，绍兴市申报的智慧居家养老服务标准化试点榜上有名，成为全国智慧居家养老服务领域的首个服务标准化试点。

● 国内学术界第一个智慧养老研究所成立

2015 年 1 月，国内学术界第一个智慧养老研究所在中国人民大学信息学院成立。截至 12 月，研究所共编辑出版 24 期《智慧养老研究动态》，普及智慧养老理念、宣传相关政策、促进产业发展。

1.12.4　国内智慧养老创新与实践

全国老龄办受国务院委托完成的《中国养老产业规划》提出，到 2030 年，我国养老产业的总产值要突破 10 万亿元。一时间，"智慧养老"成为焦点。

2016 年来，我国的智慧养老也得到了政府和各界人士的积极推动，已有很多优质的智慧养老项目得到实施。如全国老龄办计划在全国推进"智能化养老试验基地"建设，并批准筹建全国智能化养老和全国老龄智能科技产业园；乌镇联合中科院物联网研发中心引进椿熙堂项目，拟建设惠及全镇的"物联网＋养老"居家养老服务照料中心；长沙韶山路社区上线了"康乃馨智慧养老"综合服务平台，通过智能终端和体检设备为老人提供远程高科技养老服务；常熟市建设了智慧居家养老服务中心，推出"CCHC 持续照料社区"模式，打造"医养康护"四位一体的养老体系；内蒙古自治区也积极行动，以"互联网＋"为抓手，构建"一台五网"智慧养老应用体系，通过为老服务热线对接需求与服务，实现多样化养老。老年信息科技产业属于战略性新兴产业，其发展方兴未艾，动力十足。

北京"智能老年公寓信息化系统"，采用 NEC 的平板电脑、服务器和网络设备等，实现移动生活护理和医护保健，是中国首家以国际标准规范环境和设施的老年社区。一期占地 117 亩，建筑面积 3.9 万平方米，现有床位数 712 张，已全部住满。为入住老人提供生活照料、营养餐、康复医疗、温泉水疗、文化娱乐等 50 余项服务。其中平板电脑设备广泛运用到老年公寓的各个管理层面，并为老年人提供增值服务。通过平板电脑，即可进行订餐、预约服务等。医护人员还可以利用平板电脑通过无线网络将老人病历信息、病程医嘱、病情观察信息等，在房间的床头集中汇总展示，实现移动的医护保健。

2015 年 6 月，深圳安康通达与华龄达成战略合作，引入智慧养老及"社区 365 关爱服务"项目，中心总建筑面积 3 200 平方米，按照民政部日间照料中心标准建有营养食堂、康复理疗室、健身训练室、心理咨询室、舞蹈室、电脑室、书画室、图书室、棋牌室、无障碍浴室等配套功能室。

杭州桐庐"智慧医疗"，通过两个数据仪器、一个手腕式监护仪、一张 SIM 卡，为老百姓提供免费的身体数据监测、远程会诊、健康远程检查、急救定位等服务。

山东济南"智能居家养老服务中心"，通过互联网、物联网、云计算等技术为居家老人提供可靠及时全面的健康测评，并据此为居家老人制定个性化养生、保健方案，对疾病进行早期干预，早期治疗的动态管理。

南京市秦淮社区"居家养老慢性病远程综合管理服务平台"；南京市鼓楼区"智慧养老试点"，有慢性病且行动不便的老人开始使用智慧养老系统。厦门思明区"中华社区街道公共卫生服务中心"，开发了慢性病远程管理系统，并搭建"健康小屋"采集数据。

天津联通河北分公司整合网络、技术资源等综合优势，和有关部门合作共同为居家老人提供了定制终端、远程服务、紧急求救等一揽子信息化服务，实现了与老年人需求的有效对接。

第 2 章　2016 年最新前沿动态记事录

2.1　本 章 导 读

2016 年是"十三五"规划的开局之年，中共中央政治局确立了《"健康中国 2030"规划纲要》，该纲要是今后 15 年推进健康中国建设的行动纲领。本章以"健康中国"战略规划为基础，从大健康、大卫生、大医学三个方面入手，梳理 2016 年国内外在大健康、大卫生、大医学、网络安全与医疗和区块链与医疗等五个方面最新的前沿动态信息。

2.2　大医学、大医疗和大健康最新动态

2.2.1　2016 年十四大医疗领域突破科技

2016 年《麻省理工科技评论》公布了 2016 年的"十四大医疗领域突破科技"，并预测其大规模商业化的潜力，以及对人类生活和社会的重大影响。

1. 纳米孔测序

利用纳米孔进行测序的理念是非常直观的：让 DNA 碱基一个个穿过纳米孔，同时快速鉴定每一个碱基。和其他 DNA 测序方法相比，它不需要使用荧光试剂来鉴定碱基或敲除 DNA 分子或者扩增片段，能快速发现基因易位等情况。纳米孔测序使基因组测序更快，更便宜，更方便，开启个性医疗时代。

今年，哥伦比亚大学的车靖岳（Jingyue Ju）和哈佛大学的 George Church 教授合作开发了基于纳米孔的单分子边合成边测序（SBS）系统，对这一测序技术进行升级，打造了高通量的单分子纳米孔测序平台。但目前科

学家正在通过减缓 DNA 序列通过纳米孔速度的方式提高此项测序的准确度，毕竟目前来看，该技术尚不成熟。

2. 卵原干细胞

哈佛大学生殖生物学家乔纳森·蒂利（Jonathan Tilly，同时在马萨诸塞总医院指导了一个生殖生物学中心）研究团队，证明了人类也有一种类似老鼠等动物的卵原干细胞，或可成为无尽的卵子来源。因为对于一个女性来说，到了 40 岁之后，卵子的数量和质量就会下降，"卵原干细胞"的发现有望为治疗女性不孕不育，甚至延迟卵巢早衰提供新方法。

这些卵原干细胞来自成年女性的卵巢，说明女性成年后仍然有可能形成新的卵子。如果能在实验室中大量培育这种卵原干细胞，也意味着医疗上拥有了无尽的卵子来源。这一发现对女性卵子数量在出生时就已被限定的传统观点形成挑战。

蒂利表示，研究有望用于建立人类卵原干细胞库，最关键的是可能找到方法让卵原干细胞在试管受精中发育成成熟的人类卵母细胞，以改进试管受精的结果，并为不孕不育症提供新疗法。不过截止到 2016 年，卵原干细胞仍然受到质疑，也并没有通过卵原干细胞培育成任何新生儿。

3. 记忆移植

西奥多·伯格（Theodore Berger）是南加州大学洛杉矶分校的生物医学工程师和神经科学家，他设想在不太远的一天，严重记忆丧失的病人可以从电子植入物获得帮助。

对大脑遭受阿尔茨海默病、中风或损伤的人中，破坏的神经元网络通常障碍长期记忆形成。20 多年来，Berger 设计了硅芯片，以模拟这些神经元在正常工作时所做的信号处理，这项工作允许我们在一分钟之内记住经验和知识。最终，Berger 想要通过在大脑中植入这样的芯片来恢复创造长期记忆的能力。

尽管有不确定性，Berger 和他的同事一直在规划人类研究。他还与他的大学的临床医生合作，测试使用植入海马回每侧的电极来检测和预防严重癫痫患者的癫痫发作，甚至帮助这些患者在大脑中寻找记忆。

4. 产前 DNA 测序

对未出生胎儿进行 DNA 测序。这项技术可以通过一小管母亲血液中的胎儿 DNA 而检测唐氏综合症。在以前，唐氏综合症检测意味着要从胎盘或羊水中获取胎儿的细胞，这些方式都具有一定的流产风险。

利用母亲的血液可以获取胎儿基因组信息，一些患者为了了解自己的遗传性疾病或诸如癌症等疾病而接受基因组测序，但是将来人类无须等到发病了才去做测序，在出生时就知道相关的信息。根据中国香港科学家卢煜明的研究，母亲血液中游离的 DNA 中有 15% 是来自胎儿。

通过快速的 DNA 测序技术，这些片段可以转变为大量的信息，不过后来，Verinata 的创始人、斯坦福大学生物物理学家 Stephen Quake 很快发现，利用母亲血液中的胎儿 DNA 除了可以筛查染色体异常外，还可以对胎儿进行全基因组测序，这样就可以在胎儿出生前排除患有囊性纤维化（cystic fibrosis）、β-地中海贫血症以及自闭症等风险。而且这项基因检测成本一直在下降。

目前，已经发展到无创产前基因检测（NIPT）阶段，这项技术是通过母体外周血提取胎儿游离 DNA（cffDNA），进行筛查唐氏综合征、Rh 血型、性染色体异常以及胎儿性别。无创产前基因检测在全球，尤其是在低收入和中等收入国家逐渐普及。不过产前检测让医生面临的法律与道德义务变得更加复杂，近日卫计委发布了通知，无创产前筛查和诊断试点正式取消，筛查机构必须获得新的职业许可证书。成人可以决定是否对自己的基因组进行测序，而未出生的胎儿是不能对此表示意见的。这些信息可能会影响人的一生。甚至有人提出提供检测的服务商，应该将其报告限制在 20 种左右最常见的严重疾病中。

5. 深度学习在医学领域

在医学领域，以深度学习为基础的人工智能，从学习在丰富的医学数据中识别复杂模式的算法，到为个性化医疗提供对现实世界证据的分析，再到发现与 DNA 结合的蛋白质的序列特异性和怎样用其协助基因组诊断以及个性化治疗，在医学成像上可提高分辨率、分析的广度和速度以及诊断上带来了非常了不起的进步，甚至在药物开发和更广泛的治疗干预上显示出了巨大的潜力。

由斯坦福大学计算机科学教授吴恩达和谷歌研究员杰夫·迪安带领的团队，给系统展示了一千万张从 YouTubu 视频中随机选择的图片。软件模型中的一个模拟神经元专门识别猫的图像，其他专注于人脸、黄色的花朵以及其他物体。由于深度学习的能力，即使没人曾经定义或标记过，系统也识别了这些独立的对象。IBM 的沃森在肿瘤精准治疗领域，能够在几秒之内筛选数十年癌症治疗历史中的 150 万份患者记录，包括病历和患者治疗结果，并为医生提供可供选择的循证治疗方案，已经实现帮助医生做出更好的决策。

6. 基因组编辑

目前已经证实，利用 CRISPR 可以治疗小鼠的肌肉萎缩、罕见肝脏疾病，使人类细胞免疫 HIV 等惊人的功能。在资本市场上，都是千万美元级别的投资。Emmanuelle Charpentier 在欧洲创立了 CRISPR Therapeutics。Jennifer Doudna 之前与张锋共同创立了 Editas Medicine，离开 Editas Medicine 后她现在创立了一家小公司 Caribou Biosciences。

CRISPR 可以精确并相对容易地，在染色体上的某个特定部位改变 DNA，理论上，这项技术可以在培养皿中改变任何动物细胞类型的基因，包括人类细胞。CRISPR 与早期的基因组编辑方法：锌指核酸酶（ZFN）以及转录激活因子样效应物核酸酶（TALEN）系统相似。但是后两种方法都是利用蛋 白质来定位靶序列，这些蛋白质通常很难生成且成本高昂。CRISPR 利用的是 RNA，使设计变得较为容易。

某个基因变异的重要性通常并不明确，它很可能会致病，也可能仅仅和某种疾病间接相关，CRISPR 可以帮助研究人员找到确实能致病的突变。在究竟谁该拥有 CRISPR 专利问题上，虽然还有争议，人们普遍认为是 Charpentier 和 Doudna 推动了 CRISPR 编辑的发展，张峰则是通过证实它能够在真核细胞中起作用揭示了它的巨大潜力，来自哈佛医学院的 George Church 独立证实了张锋的这一研究发现。

CRISPR 未来最有潜力的应用是，修复人类组织中的基因，可以治疗诸如血友病、罕见代谢疾病、亨廷顿氏病和精神分裂症等基因疾病。随着对 CRISPR 系统认识的加深，实验设计的优化改造，相信其靶向效率会进一步提高，CRISPR 以及其衍生技术终究会带来一场科学史上的巨大变革。

7. 大脑成像图

人脑一直是个神秘地带，人类也一直试图了解人脑的全部，"欧洲人脑计划"（提出在巨型计算机上对人脑建模）、"美国脑计划"（要从多个维度获取大脑活动数据并对此建模）这些雄心勃勃的计划，都在尝试创建一个广泛的大脑活动的图片。

目前最通用的模板，是加拿大蒙特利尔神经研究所（Montreal Neurological Institute，MNI）于 20 世纪 90 年代表所建立的 MNI 系列模板。在最早的尝试中，他们扫描了 241 个正常志愿者的大脑结构，按照 Talairach 大脑图谱的方式，使用标志性的大脑结构对每个受试者的大脑进行标定，得到每个大脑的 AC-PC 线和大脑的外部轮廓。目前使用更为广泛的是 ICBM152 模板，也是由 MNI 出品，然而 MNI305 和 ICBM152 模板中无法清楚地看到每个大脑的结构。

在德国尤利希研究中心与 MNI 共同完成的"Bigbrain"项目中，建立了第一个细胞级别的超高分辨率的大脑 3D 模型：由 7404 个组织切片组成的，分辨率达到 20 微米，几乎精确到了分子级别。这个花了 10 年的地图集，在超级计算机的帮助下将它们数字化缝合在一起，超清晰 3D 大脑模型的建立，有望为今后神经成像提供一个更加标准的大脑图谱，也为今后建立标准 3D 大脑模型提供了新的途径。

清晰的大脑成像图得益于技术的创新，比如德国尤利希研究中心的 Amunts 正在开发一种这样的技术，使用偏振光来重建脑组织中的神经纤维的三维结构。在斯坦福大学的神经科学家和生物工程师 Karl Deisseroth 的实验室开发了一种名为 Clarity 的技术，允许科学家直接看到完整脑中神经元和电路的结构。今年 7 月，美国圣路易斯华盛顿大学的一个研究小组称，他们绘制出迄今最全面、最精确的人类大脑图谱，其中 97 个人类大脑皮层区域此前从未描述过，属于首次公布。

8. 神经形态芯片

高通开发了"先锋"的机器人。该机器人使用的只是一个智能手机芯片，它模拟了人脑工作的状态，运行了特制的软件而已，它能识别此前未见过的物体，根据相关物体的相似性来分类，将不同的物品放在房间的正确位置。

人脑有几十亿神经元、几千亿个突触，可以同步处理视觉、音频等信号，神经形态芯片在芯片中模拟人脑同步处理多种数据的能力。根据图像、声音或其他信号的变化，神经元可以改变与其他神经元之间的联系。所以说，这些神经形态芯片模拟的是人脑的神经网络，可以实现人脑的部分功能。它们实现了人工智能领域需要几十年才能完成的任务，让机器可以像人一样理解世界、与世界互动。

一些大学和研究机构也在试图实现这些功能，比如说 IBM 实验室和

HRL 实验室。这两家已经花了 1 亿美元来为美国国防部高级研究项目局研发神经形态芯片。此外，欧洲人脑项目联合海德堡大学和曼彻斯特大学的研究者也花了 1 亿欧元来研究神经形态项目。根据 IBM 实验室的研究员 Dharmendra Modha 的描述，这种芯片可以让盲人通过视觉和音频传感器来识别物体，提供音频提示；健康监测系统可以检测生命体征，及早发现潜在的风险，为病人提供个性化的治疗手段。医疗传感器和设备可以追踪病人的生命体征，根据时间采取医疗对策，学会调整药量，甚至可以及早发现病情。

在成本上，高通公司希望产品设计实用性大于性能表现。这也就意味着高通的神经形态芯片依旧是在数字芯片上开发的，这样做比研发模拟芯片更简单，生产更容易。模拟芯片要完成的模拟大脑，而高通的芯片模拟的是大脑的行为。比如，神经形态芯片编程、传输数据的方式模拟大脑处理感官数据处理时的电子脉冲。多年来，科学家们一直在尝试进一步探究神经形态的电路架构，其中的难点就在于如何处理神经元和硅之间的重叠部分——突触以及逻辑门，甚至采用石墨烯等特殊材料来解决这一问题，产品离完全商用还需要时日。

9. 微型 3D 打印

哈佛大学的材料科学家 Jennifer Lewis 是这个行业的领头羊，研究微型 3D 打印的机制和方法，将物体的功能和形状有效结合在一起。Lewis 和她的学生向外界展示了他们的技术可以打印极小的电极以及微小锂离子电池需要的组件，还可以打印运动员用的塑料贴片，上面包含了多种传感器，可以检测脑震荡，测量其危害程度。令人震撼的是，她的团队打印出了包含复杂血管的生物组织。为了完成这一目标，需要研制出多种类型的细胞"墨水"，以及支撑组织矩阵的基质材料。该技术成功解决了制造用于药物临床测试或人体器官移植的人工组织的一大难题：如何让血管系统中的细胞存活下来。

普林斯顿大学的研究团队成功地打印出了仿生耳朵，结合了生物组织和电子部件；剑桥大学的研究者也打印出了用视网膜细胞组成的复杂眼球组织。那么，到底能够打印多么微小的生物组织呢？Lewis 团队安装了一台配有显微镜的 3D 打印机，可以精确打印尺寸小至 1 微米的结构（人体红细胞约 10 微米），这对材料要求也提出挑战，比如细胞在被迫通过印刷喷嘴时是脆弱的并且容易被破坏。她创造的秘密在于具有允许它们在相同的制造过程中都能被"墨水"打印，每种"墨水"都是不同的材料，但是它们都可以在室温下印刷，而且在压力下从喷嘴喷出时，始终能保持一定形状，有点类似挤牙膏。

在还没有加入哈佛大学之前，Lewis 在伊利诺伊大学研究 3D 打印技术就已经超过 10 年了，她曾经用过陶瓷、金属纳米颗粒、聚合物以及其他非生物材料。能在 3D 打印的人体组织中加入血管是制造人造器官的重要一步。不过很显然，跟细胞打交道真的很复杂，我们离 3D 打印出功能正常的肝脏或者肾脏，还相距甚远。

10. 液体活检

目前通过 DNA 检测预测患癌的风险成本依然很高，但随着测序技术的不断发展，能够快速解码数百万在血液中松散的 DNA 短片段，通过与人类基因组的参考图谱进行比较，癌症早期筛查将会变得更加简单、便宜、应用范围更加广泛。液体活检的商业利益最近也呈爆炸式的增长。测序巨头 Illumina 的 CEO Jay Flatley 表示，液体活检的市场规模至少达 400 亿美元。他说这项技术可能是癌症诊断领域最激动人心的突破，并表示 Illumina 将开始向研究人员提供液体活检试剂盒，帮助寻找癌症的早期症状。

此外，除了用于癌症筛查（目前并不通用于任何癌症），液体活检还可用于帮助人们对抗疾病。医生可以根据驱动癌症发展的特定 DNA 突变选择对应的药物和治疗方案。癌症病因相当复杂，研究人员必须系统性的了解他们的病例，这样液体活检才能真正地拯救生命。液体活检现在已经被广泛地运用了，尤其是癌症检测之中，但它们对于提高检测质量和疗效的作用目前尚不明确。

11. 大脑类器官

实验室培养的脑细胞组织已经很接近在妊娠初期人类胚胎脑细胞的形态了，这为理解大脑的复杂与测试新的治疗方法提供了思路。脑细胞可以从皮肤细胞培养，并且能用于研究老年痴呆症，精神分裂症和癫痫。

在这个行业的典型代表是 Institute of Molecular Biotechnology 的 Madeline Lancaster，她从成年人采取了单个皮肤细胞，通过正确的生化刺激，该细胞可以变成诱导多能干细胞，然后变成神经元。现在科学家可以直接看到活的人类大脑细胞如何发展和工作，以及它们如何受到各种药物化合物刺激或基因修饰的影响。因为这些特定脑细胞直接从干细胞培养成，这样就可以帮助探寻与脑部病变有关的疾病，如阿尔茨海默病的人的神经元到底出了什么问题。

这项技术为理解神经元是如何生长和发挥作用打开了新的窗口，也更加有助于人们理解大脑的基础活动。目前研究人员正在使用"大脑类器官"研究导致精神分裂症、自闭症和癫痫等疾病的原因。

12. DNA 互联网

在技术上，测试人的 DNA 信息目前已经非常成熟，成本也在逐年下降。全球数百万的基因组网络将可能成为医学领域的下一个伟大进步。但是这究竟能否实现，主要看看人是否愿意分享自己的 DNA 数据。DNA 搭上互联网的好处是，比如癌症患者，未来医生可以根据你的 DNA 测序结果了解是哪种突变引起了癌症的发生。然后在 DNA 互联网上搜索拥有相同突变的患者，根据他们的用药记录，辅助医生做出更好的治疗决策。

全球基因组学和健康联盟（Global Alliance for Genomics and Health, GAGH）成立于 2013 年，是一个由医疗机构、大学和公司等组成的联盟组织，成立的宗旨是促进遗传数据的共享。对该组织而言，目前面临的最大困难不是技术问题，而是社会问题。一方面，科学家拒绝分享遗传数据；另一方面，把一个人的基因组信息放到互联网上也涉及到隐私问题。Haussler 是全球基因组学和健康联盟（Global Alliance for Genomics and Health, GAGH）的创始人和技术领导者之一。目前，Haussler 和联盟的其他成员正在努力解决这一难题问题。

另外一个问题就是互联网。加州大学生物信息学专家 David Haussler 说，建立 DNA 互联网面临的一大问题是，基因组测序很大程度上脱离了信息共享最便捷的工具——互联网。这是非常无奈的。当时，已经有超过 20 万的人进行了全基因组测序，这个数字在未来几年肯定会大幅上升。未来医学的进步取决于对这些基因组数据进行大规模的比对，但是从现在数据的共享程度来看，许多科学家并没有为这一点做好准备。

13. 免疫工程

人类免疫系统被称为大自然的"大规模杀伤性武器"。它拥有 10 余种主要细胞类型，其中包括多种 T 细胞。它会抵御从未见过的病毒，抑制癌症（尽管并非总是如此），而最主要的，是避免伤及自己的身体组织。它甚至还有记忆功能，而这也是疫苗接种的依据。

T 细胞被称为免疫系统中的"杀手细胞"，它们能够在人体内四处移动、能够进行感知探测、并能够杀死其他细胞。科学家们将其从一个人的血液中提取出来，加入新的 DNA 指令，从而令其能够攻击肿瘤细胞，同时还采用基因编辑方式删除 T 细胞用以探测外来分子的受体，使其不至于攻击"非来自自体"的好细胞。当然关于肿瘤细胞和免疫系统之间的对抗关系，虽然不断有新的发现，但是依然没有完全掌握，比如有关巨噬细胞的免疫能力新发现等。

100 多年前，美国外科医生威廉·科莱（William Coley）注意到，有时候意外感染会让肿瘤消失。随后，科莱将链球菌培养基注入癌症患者体内，发现在部分病例中出现了肿瘤收缩的状况。1893 年发表的这一发现表明，免疫系统是可以对抗癌症的。基于过去几十年的研究工作，研究人员已经发现了很多重要细节，包括 T 细胞如何识别和杀灭入侵者等。透过显微镜，我们可以看到这些细胞会展现出类似于动物的行为：爬行，探查，然后抓住另一个细胞，向其注入中毒性颗粒。加利福尼亚大学旧金山分校合成生物学家温德尔·利姆（Wendell Lim）说，"免疫细胞会同其他细胞对话，会释放毒物，可改变微环境，具有记忆功能，并可实现自我增殖。"

不过这并不代表免疫治疗就是万无一失的，如将 T 细胞靶向到肝、肺或脑的肿瘤中是非常危险的，而且到目前为止，还没有出现仅攻击癌细胞的轻松方法。目前世界上已有十几家医药公司和生物技术企业，正在努力将这项疗法带入市场。经过基因改造的 T 细胞，将为糖尿病多发性硬化症和红斑狼疮等自身免疫系统疾病，以及艾滋病等各种传染性疾病带来新生希望。

当然在资本市场今年出现了好几笔大额投资，恐怕再也没有其他行业如此热门了。比如 2016 年 1 月，朱诺治疗以 1.25 亿美元的价格收购专注于单 T 细胞 DNA 测序的波士顿公司 AbVitro。制药公司辉瑞（Pfizer）和施维雅（Servier）宣布它们将以 4 000 万美元的价格收购赛莱克蒂斯开发的 T 细胞疗法。

14. DNA 应用商店

如果能有一个专门用于存储个人基因库的在线商店，那么人们就能更好地掌握目前所面临的健康风险和疾病倾向，而这项技术在今年就能成熟。我们的基因组中存储着关于潜在健康风险和身体特征的所有信息。然而目前除了血液测试能够提供有限的遗传信息外，并没有什么方法来存储 DNA 数据。

位于旧金山的 Helix 公司将推出全球首个面向大众市场的基因信息应用商店。该公司收集客户的唾液样本，对客户基因进行测序和分析，然后将结果数据化，客户可通过应用程序获取自己的 DNA 信息。公司为所有客户生成和存储这种类型的数据，即使他们最初只做一个特定的遗传查询。Helix 公司一次对 2 万多种基因的分析成本为 100 美元左右，仅为其他公司的五分之一。这些 DNA 信息还可出售给其他研发人员。目前 Helix 正和 Illumina 公司合作筹建世界上最大的基因测序中心，计划 2016 年或 2017 年推出 DNA 应用商店。

不过一个迫在眉睫的问题是 FDA 一直密切关注基因测试，并将决定多少信息 Helix 应用程序可以向公众收集和展示。梅奥诊所个性化医疗中心主任 Keith Stewart 说，大多数返回消费者的数据都具有真实医疗信息，可以预测你的癌症概率。Veritas Genetics 首席执行官 Mirza Cifric 说："底线是这些 DNA 信息是否真正有用。"自从去年秋天开始，Veritas Genetics 也在创建自己的 DNA 应用商店。

2.2.2 人工智能与医学

1. IBM 超级计算机 Watson（沃森）与医疗

Watson（深蓝基础发展起来）通过认知计算能力，从病人病例和丰富的研究资料库中寻找资料，为临床医生提供有价值的见解，从而帮助医护人员找到最有效的治疗方案。而且现今 Watson 的认知能力越来越智能。来自美国北卡罗林那大学医学院的人类专家，让 Watson 分析诊断了超过 1 000 例癌症病例。结果发现：在超过 99％的病例中，Watson 给出了和人类肿瘤科专家一样的治疗方案。不仅如此，因为能在数分钟内就阅读并消化数千篇文件，"腹有诗书气自华"的 Watson 还针对 30％的病例，给出了人类专家都没想到的备选治疗方案。Watson 超级计算机强大的处理能力让它可以把所有研究论文、临床实例通通整合吸收，仅凭这一点，它大概就比绝大多数人类医生"靠谱"了。并且它还具备自然语言翻译能力，可以把自己的"想法"通俗易懂地表达出来。——这让它更可能成为称职的医生。另外，前面在乌镇举行的第三届世界互联网大会上，Watson 入选了"十五大能改变人类生活的科技发展"。IBM 的全球副总裁陈黎明举例说，一位患有白血病的东京女性已经被医院判了死刑，但是 Watson 在 10 分钟内阅读了相关的 4 000 米厚的医学资料，给出治疗方案救活了她！此外因为沃森能够全球联网，所以能够远程为边远地区、医疗资源匮乏的地区提供高水平医疗服务，也更凸显了它的社会意义和价值。目前，IBM 正在和医学实验室 Quest Diagnostics 合作，提供云端存储的基因测序和诊断分析数据，世界各地的专科医师都可以获取这些信息以提高治疗水平。当然 2015 年，IBM 推出了一个新的认知计算机健康平台——Watson Healthcare Cloud，目前与生物制药公司诺和诺德以及强生等公司已达成了合作关系。这会在随后的云计算与医学领域结合的动态中叙述。Watson 充分证明超级计算机的治病水准，正悄悄地超过人类最有经验的专家。

目前 IBM、MIT 和哈弗发起计划：用人工智能研究癌症。据计算机世界网站近日报道，IBM 公司的"沃森"人工智能将与麻省理工学院（MIT）及哈佛大学布罗德研究所的科研人员携手，研究数千个对癌症药物产生耐药性的病例，希望通过理清耐药性产生的机理，研发新一代抗癌药物和疗法。

布罗德研究所基因组学研究中心的研究人员解释称，尽管有越来越多的疗法能抑制癌症数月甚至数年，但大多数癌症最终仍会卷土重来，部分原因在于肿瘤发生了变异，产生了耐药性。该研究所负责人艾瑞克·兰德表示，美国每年约有 60 万人死于癌症，其中耐药性是"罪魁祸首"。尽管科学家们已为少数癌症病例找到了耐药性产生的原因，据此研发出新疗法，但大多数癌症病例的耐药性还未被完全理解。

有鉴于此，IBM 和 MIT 以及哈佛大学发起了一项新的为期 5 年、投资 5 000 万美元的癌症基因组计划，对数千个抗药肿瘤进行研究，并利用"沃森"强大的计算和机器学习能力帮助理解癌症如何对药物产生耐药性。所有资助来自 IBM 公司。

按照计划，布罗德研究所将测出那些最初对癌症疗法有反应但最终产生抗药性的肿瘤基因组序列；然后使用新的基因编辑技术，在实验室进行大规模的癌症抗药性研究，找到肿瘤的"软肋"。之后，IBM 的科学家将使用"沃森"分析这些数据并确定基因组模式，帮助研究人员和临床医生们预测药物的过敏性，以及哪些肿瘤可能对哪些药物产生抗药性。

IBM 和奎斯特诊断公司发起了"沃森基因组学"研究。这是"沃森"在基因组学领域的最新应用，将认知计算同肿瘤基因组测序结合起来。科研人员利用"沃森"研究匿名病人的数据，更好地理解癌症耐药性背后的分子机理，解决癌症基因组学面临的挑战并提出新的解决方案，促进个性化医疗的发展。

IBM 研究认知解决高级副总裁约翰·凯利说："我们希望,这一努力能产生重大突破,未来病人能拥有更多治疗选择。"

2. 继 IBM Watson 之后又一机器学习系统应用于医学研究

目前,科学家共发现了大约 1 100 种能够穿透细菌细胞膜的抗菌肽,而这些抗菌肽编码基因中的大多数拥有大相径庭的序列特异性。近期,来自美国伊利诺斯大学的研究人员开发了一种新的机器学习系统,这种机器学习系统可以基于跨膜肽的物理化学性质发现并设计新的阿尔法螺旋跨膜活性结构。

"在这项研究中,我们将一种分类器形机器学习系统训练成为一种支持向量机 (SVM),这种支持向量机可以对不同蛋白结构的穿膜结构活性进行识别并通过实验对跨膜肽的几何结构,合成过程和特征进行校对。"伊利诺斯大学材料科学和工程学副教授 Andrew Ferguson 表示。"我们不仅使用机器学习技术发现新的穿膜肽,我们同时应用这种技术基于先前已知的功能来辨析已知穿膜肽的穿膜活性,帮助我们在未发现穿膜肽的其他肽家族中寻找新的穿膜肽。"

"将药物导入细胞对于许多疾病的治疗都具有重要的意义,基于此,我们认为这种新型的穿膜肽寻找和开发系统对于包括癌症免疫治疗,基因治疗在内多种临床生物治疗技术的发展和进步具有重要的意义。"

在项目实施的过程中,伊利诺斯大学的研究人员开发了一种计算创新系统并于 UCLA 完成了系统预测性实验结果的相关测试,阐明了穿膜肽抗菌效力与特异性之间存在的不同关系。"不同穿膜肽通常都不存在某种共有结构,这类多肽更倾向于短链,多带正电荷并呈中性。"Ferguson 博士表示,"通过训练我们的机器学习分类系统比较已知具有穿膜活性的抗菌肽和不具有穿膜活性的假穿膜肽,分类系统可以通过机器学习积累真实穿膜肽维持其穿模特性所具备的理化特征。我们预计这种具备机器学习的分类系统可以在工作过程中学会对穿膜肽编码序列的特异性进行阐述。而进一步的验证实验也正式了这个系统积累了大量的穿膜肽理化特性并学会基于一条肽链的穿膜活性对其进行相关辨识,进一步使我们可以利用这种分类系统在多种多肽中寻找具有穿膜功能的多肽。"Ferguson 博士说。

"依赖于这项 SVM 系统强大的穿膜肽发现功能,我们通过实验发现了数种通过点突变的自然进化难以产生的阿尔法螺旋结构穿膜多肽。"UCLA 教授,该研究对应论文的第一作者 Ernest Y。Lee 表示。这项研究对应的论文发

表于最新的 *Proceedings of the National Academy of Sciences of the United States of America*，以 "Mapping Membrane Activity in Undiscovered Peptide Sequence Space Using Machine Learning" 为题。

"这项机器学习研究为我们带来的并不仅只有基于序列的穿膜肽分类与新型穿膜肽的发现，除了穿膜肽之外，我们可以通过这个分类系统推断包括神经肽，病毒融合蛋白，形态发生肽和淀粉样变性肽等多种多肽的结构或对未知肽进行鉴定。" UCLA 生物工程系教授，该研究的主要作者 Gerard Wong 博士表示。

3. AlphaGo 与医疗

2016 年谷歌宣布创造出 AlphaGo 的 Google DeepMind 实验室将进军医疗技术领域。该实验室成立了 DeepMind Health 团队，并与英国伦敦帝国理工学院和伦敦皇家自由医院展开合作。他们推出了一款名为 Streams 的移动端应用程序，医疗人员可以利用 Streams 更快地观察到医疗结果。

这并不是 DeepMind 着手处理的唯一一项和健康相关的项目。该公司也在运用机器学习途径帮助伦敦大学学院附属医院（University College Hospital）简化放射治疗，帮助莫菲尔眼科医院（Moorfields Eye Hospital）辨认视力退化的早期特征。

4. AI 确诊的报道

2016 年在日本也报道了一例在日本第一起通过 AI（人工智能）抢救病人的案例，在这个案例中，人工智能完败一群经验丰富的人类医生，正确确诊了一位女性患者的罕见白血病种类。值得一提的是，它仅花了 10 分钟时间就比对了患者的基因信息和 2 000 万份临床肿瘤学研究，然后就完成了这个性命攸关的确诊。不过日益增长的医疗数据、更强劲的电脑、更智能的算法，都预示着未来在医疗科学领域，AI（人工智能）会成为人类医生的助手。

5. "细胞地图" 项目

扎克伯格夫妇不久前宣布，10 年内捐资 30 亿美元帮助科研人员攻克各种难以治愈的疾病。这一举措使他们成为继霍华德·休斯医学研究所之后第二大私人基础生物学研究投资方。据麻省理工学院《技术评论》杂志网站近日报道，这一宏伟医学目标启动了首个项目：出资 6 亿美元，创建一家全新的 "生物中心（BioHub）"，帮助绘制人类 "细胞地图"。

据科技日报消息，科研人员现在要做的是，研究这些成千上万的人体细胞，找到它们的分子标记物并确定其在体内的位置。对正在研究一种新药以瞄准某个细胞的科学家和制药企业来说，这类地图是稀世珍宝。而且利用"细胞地图"对免疫系统在抗癌过程中的细胞变化和调适进行分类并整理成目录，将成为下一代针对免疫系统的癌症疗法新资源。

哈佛大学分子生物学家埃文·马库斯库认为，"细胞地图"已经成为生物学研究中最热门领域。为了获得这些研究产生的大规模数据，必须使用一种技术来探测每个细胞会制造出哪些蛋白质，这些可充当"分子指纹"的蛋白质已经引领科学家发现了视网膜和人脑内许多全新细胞类型。

马库斯库开发出的一种方法，能将单个细胞检测成本降低到 17 美分。基于这一技术，布罗德研究院副主任阿维夫·雷格夫 2016 年向一些财团倡议，只需 1 亿美元，科学共同体就能在 5 年内绘制出 5000 万细胞在人体中的位置地图。

雷格夫和英国桑格研究院的萨拉·泰克曼还成立了一个称为"国际人类细胞地图共同体"的组织。该组织正在就绘制"细胞地图"进行战略性研讨，并希望他们的工作能够吸引到美国国家卫生研究院（NIH）以及像维康基金会（Wellcome Trust）这类欧洲基金会的投资兴趣。奎克和"生物中心"也加入了这家科学共同体，他们将携手共同描绘出数百万细胞在人体内的"脸谱"，帮助制药企业和科研人员找到治愈疾病的全新方法。奎克表示："'细胞地图'正在成形，2017 年必将迎来大发展。"

2.2.3 智能机器人

1. 抽血机器人

传统的抽血，不仅针头会让我们感到威胁，还有一些时候护士或其他抽血者需要扎很多针才能找到血管。但是 Veebot 机器人的出现对抽血做出了一些改变。Veebot 机器人是普林斯顿机械工程学系的学生哈里斯（Richard Harris）从大三就开始制造的一台机器人，只要将手臂伸进去，一分钟后机器就可以抽好血，精准度与护理人员差不多。如图 2-1 所示，病人将手先伸进机器中，充气的袖套会收缩，固定住手臂，压缩血流，让血管更容易显现出来。机器人通过红外线相机照射手肘内侧，通过图像分析软件自动分析影像，检查血管构造，找出最适合抽血的血管。此外还会通过超音波检验血管是否够大，是否有足够的血流通过。机器人会校准针头，将针头插进血管中抽血，整个流程大概只花一分钟。医护人员只需要更换收集血液的试管。目前，Veebot 的抽血精确度达到 83%，基本与医护人员相同，哈里斯希望能将精确度提升到 90%。

但是这项技术并没有在临床上运用，毕竟我们对机器人的信任程度还不够。

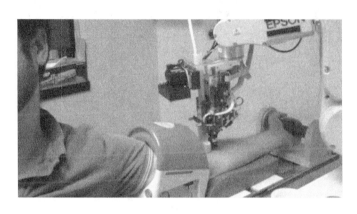

图 2-1　Veebot 机器人抽血演示

2. 手术机器人

除了抽血这种小事，其实现在还有了能做手术的手术机器人，如国外的"达·芬奇"手术机器人。2015 年有一段非常火的视频就与"达·芬奇"手术机器人相关。视频内容呈现的是在一个小玻璃瓶内，一粒葡萄在接受机器人做手术，手术整个流程是借由一台叫"达·芬奇"的手术机器人完成的，由于整个手术过程快速而精准，最终成功缝合了葡萄的"皮肤"。其实早在2006 年，中国人民解放军 301 医院就引进了国内的第一台"达·芬奇"手术机器人，如图 2-2 所示。

如图 2-3 所示，来自 Medrobotics 公司的可弯曲机器人 The Flex 已经参与了 19 例病人的手术，获得了头颈外科医生们的高度赞扬。让一个蛇形机器人从你的嘴巴钻进去，然后穿过喉咙进入你的身体，这听起来有点毛骨悚然。而让蛇形机器人从你身上的其他创口钻进你的身体更是难以想象。但是医生们对机器人 The Flex 的评价却很高。

当然，这些机器人的智能程度都不高，它们只是增强了医生们的技能，使它们的手术更加精确。

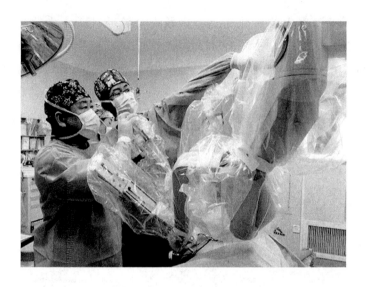

图 2-2 医生正在调整机械手臂

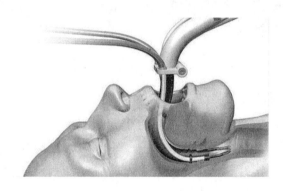

图 2-3 可弯曲机器人 The Flex

但是我们会逐渐认识到这样一个事实——随着技术的进步，越来越智能的机器人必将出现，实施手术也将只是它们的一个小小功用。

3. 远程医疗机器人

医疗资源短缺是一个全球性的问题。据世界卫生组织评估，医生、护士和其他的医务工作者的数量在全球范围内有 430 万人的缺口。与此同时，对于医疗资源的需求却在上升：患病率上升、现代疾病（如糖尿病和肥胖）的患病率升高、逐渐步入的老年性社会也需要越来越多的医疗资源。在这样的形势下，会有越来越多的诊所配备远程医疗机器人，机器人参与医疗过程将变得越来越普遍。世界上第一台远程手术是由一个拥有完整的手术器械名为宙斯的机器人系统完成的。宙斯的前身伊索如图 2-4 所示。

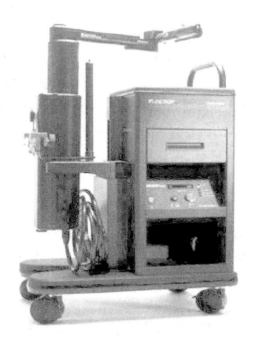

图 2-4　宙斯的前身伊索

InTouch（宙斯研发者创立的公司）致力于通过网络连接医患，通过 InTouch，偏远地区的病人或是行动不便的人能够在他们恰好需要的时候享受到高品质的急诊咨询，如他们中风，有心血管疾病或是烧伤等时候。

MouthWatch 中的远程牙医服务，这是一个一体化的远程牙医平台，在该平台上，可以收到医学影像图片、临床记录、计费代码并且给十几千米外的牙医发信息。

这些都是远程医疗中的代表企业。而随着远程医疗机器人的发展，医疗资源短缺问题也将得到极大的解决。

4. 康复机器人

华盛顿大学开发的 7 个自由度的上肢康复机器人 CADEN-7，可以实现肩部的伸/屈、旋内/外、大臂旋转、肘屈/伸、前臂转动、腕关节屈/伸、外展/内敛等；瑞士皇家理工学院与 Balgrist 大学附属医院合作开发的 6 个自由度的上肢康复机器人 ARMin，能够实现整机的上下平动、肩旋内/外、大臂转动、肘屈/

伸、肩部屈/伸、前臂转动等运动。

5. 医疗设备运输无人机

Zipline 国际公司是一家硅谷创业公司，通过无人机为卢旺达病人提供药品和血液，并计划将其业务扩大到其他国家。2016 年 9 月，世界上最大的航运公司 UPS 完成一项医疗用品运输试飞，把医疗用品从 Beverly, Mass 输送到 Beverly, Mass，两者相隔大约 3 千米，不通汽车。未来很近，我们需要尽快接受无人机运输物品的事情，并习惯于它们飞在空中，载着许多包医疗用品。

2.2.4 谷歌 AI 项目

2016 年谷歌公司通过 AI（人工智能）眼科，使用大数据防治糖网病。糖网病是糖尿病一种恐怖的并发症，全称为糖尿病视网膜病变，严重者可能引发失明。越来越多的糖尿病患者因视网膜病变而致盲，全世界大约有 4.15 亿的糖尿病患者正面临这一威胁。如果能有效捕捉到视网膜病变的征兆特征，病人是可以通过早期治疗而避免失明的。但倘若未能对其做出及时的诊断，错过治疗最佳时机，糖尿病引起的失明将是无法医治的。但可惜的是，能够诊断出这一病变的专业医生数量也是非常有限的，并不是每位糖尿病患者都能得到专家的及时治疗。谷歌公司相信通过机器学习方法能够帮助医生为病人做出诊断，尤其是那些没有条件接收专业医治的糖尿病患者群体。近日，谷歌在《美国医学会杂志》发表题为 *Development and Validation of a Deep Learning Algorithm for Detection of Diabetic RetinoPathy in Retinal Fundus Photographs* 的论文，正是谷歌研究人员提出的一种基于深度学习的算法，该算法能够在视网膜造影中对糖尿病视网膜病变的迹象做出解释，帮助医生克服资源短缺资困难，为更多的病人做出更专业的诊断。通常，糖尿病人眼部检查过程是由医院专家分析病人的眼底造影图像，但是能对影相中的信息做出解释，需要很高的专业功底和临床经验。如果要为世界各地每位有失明危险的糖尿病患者做出诊断，医生的数量是远远不够的。通过与美国及印度医生的密切接触，谷歌研究人员建立了一个有 12.8 万幅图片组成的数据集，每张图片都记录了 3～7 名眼科医师的评估结果。与该团队合作的眼科医师一共 54 名。这一数据集被用来训练深度神经网络从而检测可参考的糖尿病视网膜病变图片。

为检验算法的性能，该团队使用两个独立的临床验证数据集（共包括 1.2 万幅图片）进行测试。每幅测试图片都进行标记审核。评审专家组由 7～8 名通过职业资格考核的美国眼科专家组成，通过多数投票通过的方式进行判决。同时保证结果与训练集所参考的 54 名眼科医师团开出的诊断结果一致。算法生成的检测结果与眼科专家诊断结果如图 2-5 所示，共对比了 9 963 幅临床有效集合内的图片。

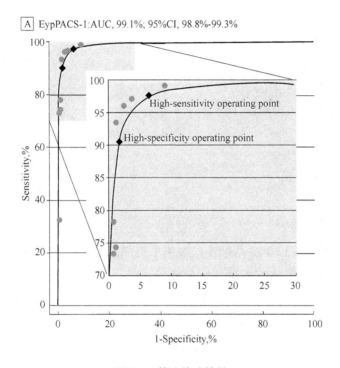

图 2-5　算法检验结果

结果表明，谷歌的算法诊断性能可以与眼科专家诊断结果相媲美。这些结果诚然令人激动不已，但是仍有大量工作需要完善。未来，Google 将联手医生和科学家将该方法的整个过程推广至全球。这同时也更好的证明机器学习在解决医疗图像处理方面表现得非常出色。

谷歌正在研发一款可以改善人们生活质量的健康类产品——"智能隐形眼镜"，如图 2-6 所示。谷歌称这款"智能隐形眼镜"中，含有一个能够测量眼泪中血糖值的传感器，眼泪将通过镜片上的小孔流入血糖监测仪，让用户获取常规读数（镜片每秒都可获取读数）。

通过镜片中的微型天线、电容器和控制器，数据将被传输至特定设备上，进行读取和分析。同时，镜片还会从设备上获得能源，并使用 RFID 无线技术与之通信。Google 与制药公司 Novartis 建立了合作伙伴关系，虽然之后没有听到有关这款产品的进一步报道，但传闻他们将在 2017 年进行临床试验。

AI（人工智能）与医学的结合，不是碰巧，应该是必然，AI 在解决针对大量、重复、有迹可循的数据，针对不确定性、随机性和混沌的本质，针对动态演变、推陈出新的知识，助力于信息统计、推理决策、监督反馈等诸多方面问题有巨大优势，而复杂的医疗信息又具有这些特点，所以二者结合必然，未来随着人工智能的发展，AI 必然将更好地服务于医学。

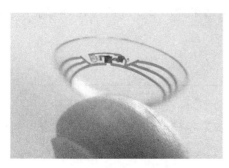

图 2-6　谷歌智能隐形眼镜

2.2.5　VR 与医学

1. VR 与医学培训

VR（虚拟现实）技术不仅可以为医生提供大规模微创手术练习，还可以帮助他们克服对敏感感官不适的心理障碍。

此前，美国加州健康科学西部大学（波莫纳）开设了一个虚拟现实学习中心（如图 2-7 所示），该中心拥有四种 VR 技术、zSpace 显示屏、Anatomage 虚拟解剖台、Oculus Rift 和 iPad 上的斯坦福大学解剖模型，旨在帮助学生利用 VR 学习牙科、骨科、兽医、物理治疗和护理等知识。

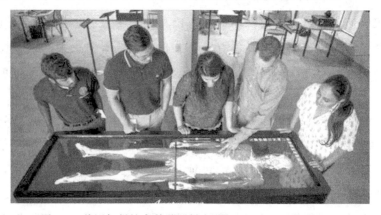

图 2-7　美国加州健康科学西部大学开设虚拟现实学习中心

医学的 VR 呈现如图 2-8 所示。

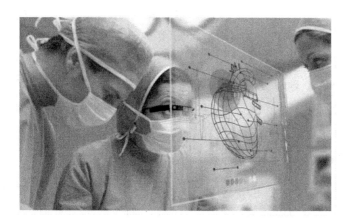

图 2-8　医学的 VR 呈现

中国台湾柯惠医疗临床培训中心也在利用计算机和专业软件构造，提供 VR 医疗培训。该中心不仅为医生提供了更逼真的实验环境，还减少了传统培训对动物的伤害。创始人李显达在接受《第一财经日报》采访时提到："从 2014 年 10 月到现在，已经有 400 位急救和麻醉相关的专业医疗人员在这里进行了培训，这样更逼近现实的培训，其效果比以往更强。"

2. VR 与心理疾病

当然 VR 不仅运用在培训上，还应用在医学的其他领域。心理疾病是一个杀人于无形的凶手，目前呈现向低龄化蔓延的趋势。虚拟现实可能会成为这个问题的解决方案之一。

《连线》杂志此前报道称，斯坦福研究人员正试验利用谷歌眼镜帮助自闭症儿童分辨和识别不同情绪（如图 2-9 所示），以此让他们掌握互动技能。

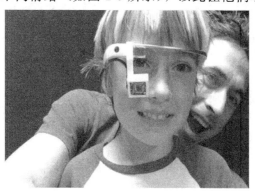

图 2-9　谷歌眼镜帮助自闭症儿童正常生活

英国纽卡斯特大学（Newcastle University）也在 PLOS ONE 上发布研究，称他们正在利用"蓝屋"（Blue Room）系统将 VR 用于治疗心理恐惧，帮助患者重返正常生活。这一实验的对象是九个 7～13 岁的男孩，他们被放置在 360°无死角的全息影像世界"蓝屋"中，周围播放着此前对孩子造成心理创伤的画面。心理学家在"蓝屋"内陪伴他们，引导他们逐步适应环境，最终帮助他们克服恐惧。实验结果表明，9 个孩子中有 8 个能够良好地处理恐惧情境，其中 4 个孩子完全摆脱了心理恐惧。

3. VR 与患者恢复

使用虚拟现实的 Magic Leap 眼镜这款眼镜将配备可以识别用户位置的系统，能将用户移动的位置随时上传数据到云端。通过这种方式，任何虚拟内容都可以适配当前环境，与用户形成互动。只需戴上眼镜，患者就可以到海边度假：系统从云端获取和海滩相关的数据，接着对房间以及室内物品进行测绘，从而使两者环境实现无缝对接。

4. VR 与缓解疼痛

虚拟现实技术可以用来减缓患者的疼痛。有些疾病的治疗过程非常痛苦。例如，对烧伤患者来说，每次换药都是一种煎熬。现在，美国罗耀拉大学医院利用一个名为"SnowWorld"的 VR 游戏缓解烧伤病人的伤痛。

如图 2-10 所示，这个虚拟的冰雪世界有冰冷的河流和瀑布，还有雪人和企鹅。病人可以飞跃冰雪覆盖的峡谷或者投掷雪球，此时他们的注意力完全集中于冰雪世界，无暇顾及伤痛。

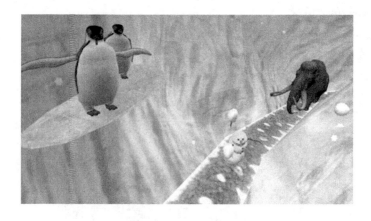

图 2-10　缓解疼痛的 VR 游戏 Snowworld

25 岁的三度烧伤病人 Austin Mackay 尝试了这个理疗项目，他说："这比普通的理疗要有趣得多。在虚拟现实的世界中，我完全被吸引住了。我几乎感觉不到治疗过程中身体移动所带来的疼痛，甚至不知道自己是不是真的在理疗。我完全陶醉在游戏中了。"

5. VR 与辅助手术

医生做手术也可以运用到 VR，如图 2-11 所示。虚拟现实在手术中也可以发挥巨大作用。此前，心脏病专家借助谷歌眼镜疏通了一位 49 岁男患者阻塞的右冠状动脉。冠状动脉成像（CTA）和三维数据呈现在谷歌眼镜的显示器上，根据这些图像，医生可以方便地将血液导流到动脉。研究员 Maksymilian polski 表示，不同于传统手术，VR 的介入"提高了操作的效率和舒适度"。

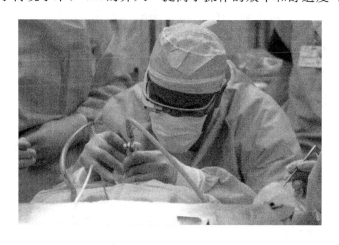

图 2-11　谷歌眼镜运用于手术

6. VR 与幻肢症

VR 技术可以让截肢患者摆脱幻肢症，如图 2-12 所示。截肢病人通常要忍受幻肢痛的烦恼，因为他们仍能感受到被切断肢体的存在。这一病症尚无有效疗法，但医学杂志 *Frontiers for Neuroscience* 介绍了一种新的虚拟现实疗法。

患者只需要戴上头戴式耳机和传感器，即可进入虚拟现实世界，此时他们不仅可以感受到自己肢体的存在，还能控制虚拟肢体完成特定动作。这一 VR 系统的开发者称，迄今为止他们测试了 5 个患者，经过 7～10 个 30 分钟疗程后，4 位患者的幻肢症都已得到明显改善。

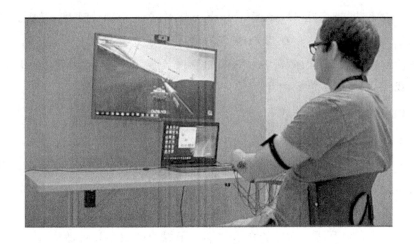

图 2-12 VR 技术运用于幻肢症

7. VR 与 PTSD

VR 可以缓解创伤后压力心理障碍症（PTSD）。PTSD 在士兵身上尤为普遍。即使是拥挤的街道都会让士兵想起战场上痛苦的记忆，从而影响到他们的生活。

而虚拟现实将会让 PTSD 患者暴露于这些创伤之中，其效果令人惊喜。*Full Spectrum Warrior* 模拟了伊拉克战争，让士兵重温战场记忆，从而克服这些创伤。

2.2.6 大数据与医学

随着医疗信息化的建设，我们获取大量数据已经不成问题了，如今我们更多的是需要分析这些数据带给我们有价值的信息，大数据技术也运用在医学领域的方方面面。

大数据在医学上的一些常见运用包括：①分析电子病历。医生共享电子病历可以收集和分析数据，寻找能够降低医疗成本的方法。②分析医院系统。例如，对儿科病房医疗设备的统合分析可以更早地识别潜在的婴儿感染趋势。③管理数据用于公共健康研究。例如，美国疾病控制与预防中心（CDC）一直利用大数据对抗埃博拉病毒和其他流行病。CDC 的大数据试验项目 BioMosaic 实时整合人口数据、健康统计数据和人口迁移状况，以便对流行病进行追踪。该机构已成功将 BioMosaic 作为预测、测试和锁定疾病的工具，它能够追踪潜在的疾病暴发，并就如何遏制潜在的流行病提出建议。④循证医学。通过循证医学，医生可以将病人的症状与庞大的患者数据库进行比对，从而更快地做出准确诊断。

1. 大数据与"4P"医学

"4P"医学是一种认识健康与疾病等医学问题的思维方式，是一种理念。它的主要宗旨包括 Predictive（预见性）、Preventive（预防性）、Personalized（个性化）和 Participatory（参与性）。该理念由 Hood 院士和时任中国卫生部部长的陈竺院士共同提出，它更加强调人的主动性，倡导"预防重于治疗"。Hood 院士解释说，传统医学是患者生病后由医生来治病，但"4P"医学强调医生应该对"健康人"进行健康管理，把疾病治疗的关口前移。"4P"医学是通过对基因组、蛋白质组、血液指标、代谢物检测等进行持续监测，利用互联网技术收集健康人群和潜在患者的各类遗传、医学、生活习惯等综合数据，构成每一个个体的健康数据云，然后利用系统生物数据平台将这些复杂数据进行归纳分析，从而实现精准诊断和治疗，同时有针对性地建议个人如何科学调整生活方式，如何配合运动、营养和药物的早期干预，尽早把疾病挡在门外。Hood 院士一直是"4P"医学的践行者。2010 年，他创立了美国"4P"医学研究院，作为 Hood 院士的博士后，胡志远教授回国后，在中科院和中国健康促进会的支持下，创立了北京"4P"健康研究院。他表示，中国自古就有充满哲学智慧的"上医治未病"健康理念。他希望，通过研究院推进更多世界级前沿技术的应用与推广，包括肿瘤预防、慢病管理等，助力中国健康产业转型升级，让国人早日享受"4P"医学带来的健康福利。

2. 科学家首次让动物"返老还童"

来自索尔克研究所（Salk Institute）的研究人员通过细胞重编程让衰老的小鼠重获了青春！除此之外，小鼠的寿命延长了 1/3，这可是活体动物中的首次。

随着现代社会的发展，人们活得"越来越长"，而发生与衰老有关疾病的风险也在逐渐上升。事实上，对于心脏疾病、癌症等来说，最大的风险因素就是衰老。不过还好，近 10 年来的研究向我们展示了，细胞的发育过程并不是单向的，它们可以通过重编程恢复具有多能性的"胚胎样状态"。

这是干细胞领域的先驱，山中伸弥教授的伟大发现。他将 Oct4、Sox2、

Klf4 和 c-Myc 这四个转录因子（OSKM）转入体细胞中，就使其重编程成为了多能干细胞（iPSCs），这其实就是"细胞返老还童"的一个过程和表现。

这给了索尔克研究所的 Juan Carlos Izpisúa Belmonte 教授灵感，OSKM能让成熟细胞回到初始的干细胞状态，但是完全回归干细胞状态，容易引起癌变，而且大量成熟细胞回到干细胞状态还会导致器官衰竭。那么如果减少一些量，是不是就能让细胞"倒退几步但又不回到起点"呢？如果可以的话，那是不是又说明生物也可以通过这种方式变年轻呢？

Juan Carlos Lzpisúa Belmonte 教授带着他的团队开始了研究。首先，他们选择了基因突变而导致早衰的小鼠模型，这个突变会导致早衰蛋白的积聚，引起一种罕见病——Hutchinson Gilford（早老综合征，HGPS）[3]。患这种病的人和小鼠都存在 DNA 损伤，出现器官功能障碍、寿命缩短等现象。此外，一些连在 DNA 上，可以调节基因表达的分子，也就是表观遗传标记，也会出现过早地失调。

研究人员取得了这些小鼠的皮肤细胞进行重编程，他们对 OSKM 进行了2～4 天短时间的诱导表达（正常使细胞回到多能性干细胞状态需要 2～3周）。结果显示，皮肤细胞仍然是皮肤细胞，但衰老的状态真的得到了逆转！

受此体外实验成功的鼓舞，研究人员接着对这些小鼠进行了 OSKM 的注射，这一次，奇迹又出现了！对比未受任何处理的空白对照组早衰小鼠，它们的心血管和其他器官的功能都得到了显著的改善，而且寿命延长了 1/3！并且，iPSCs 中最让人担心的引发肿瘤的情况也没有出现。除了小鼠外，他们还在实验室中对人类的早衰模型细胞进行了同样的 OSKM 短期诱导，也如预期的一样，观察到了衰老状态的逆转。

对早衰的小鼠起了作用，那么对正常衰老的小鼠呢？于是，研究人员把实验对象换成了年龄为 12 个月的普通小鼠，对于人类来说，这个年纪也算是年过半百了。我们知道，随着年纪变大，许多慢性疾病都会"找上门来"，糖尿病就是其中之一。衰老使得胰腺功能损伤并且难以恢复，从而导致 β 细胞分泌胰岛素能力下降，这是糖尿病发病的重要因素。

研究人员选择了 2 个月月龄和 12 个月月龄的普通小鼠，分别用 β 细胞毒素使它们的胰腺功能受损。经过 3 周的恢复，他们发现，2 个月月龄年轻小鼠的再生能力明显更强，在葡萄糖耐量试验（GTT）中 2 个月月龄小鼠对葡萄糖的耐受能力相比 12 个月月龄小鼠要好很多。

CRISPR 首次可以编辑不分裂细胞。

2016 年华西医院开展了全球首例 CRISPR 人体试验，研究人员利用 CRISPR-Cas9 技术对一位非小细胞肺癌患者的免疫细胞进行了"基因编辑"。

毫无疑问，基因编辑技术一直是近年来科研圈"炙手可热"的"红人"，这边"全球首例人体试验"的热度还没散去，那边"新的基因编辑技术可治疗失明"又搞了个大新闻出来了。

美国索尔克研究所的首席研究员 Juan Carlos Izpisua Belmonte 说："我对于我们的新发现感到非常兴奋，因为这是过去从未做到过的事情，在未来的几十年里，它将拥有巨大的发展前景。"

为什么 Belmonte 研究员会对它有如此高度的评价呢？我们得先从现有的基因编辑技术的"局限性"说起。包括 CRISPR-Cas9 在内的几种技术目前都只能在分裂能力强、不成熟的细胞内进行基因编辑，而在脑细胞、眼部细胞和神经元细胞等成熟的、非分裂细胞中，因为一类细胞信号通路没有开启，所以就不能够准确地修复基因。

研究人员在小鼠身上进行了复制。他们培养了色素性视网膜炎（RP）小鼠模型，RP 是一种遗传疾病，可导致视神经萎缩，逐渐失明。而在过去，科学家就已经发现导致它的原因是 Mertk 基因的部分缺失。于是研究人员将构建好的缺失部分的复件连接上载体，注射入视网膜下。

接受了这一"治疗"的小鼠均为 3 周周龄，在治疗 5 周后，研究人员开始对治疗结果进行观察。他们发现，已经全盲的小鼠们对光照刺激有了反应，损伤的视网膜细胞也在逐渐恢复，也就是说，"盲鼠"的视力确实得到了部分恢复！

更让人感到惊喜的是，除了在成熟细胞中能够发挥作用，在不成熟细胞中，相对于现有的基因编辑技术，索尔克研究所新技术的编辑效率是它们的 10 倍之高！这大概也是 Belmonte 研究员对这一技术非常有信心的原因吧。

2.2.7　精准医学

精准医学是一种基于数据、算法和精准分子工具的新型医疗形式。例如，在精准医学方面处于领先地位的加州大学旧金山分校目前正在训练医生在诊断和治疗的过程中要和他们的病人进行不同的对话，以便于对他们的社会、环境和经济等背景情况有所了解。精准医学将人们对医疗的关注点从识别症状转移到了解并治疗疾病机制。另外，精准医学还侧重于环境和社会因素对健康的影响。那些了解科技和医学目标的人能够为解读和联系这些数据点提供平台，在精准医学的价值链当中创造价值。

精准医疗是基于基因测序和大数据基础之上的。Tute Genomics 为大众提供基因测序服务，根据受试者的基因信息对受试者的健康信息（如易患某种疾病等）进行预测。其拥有一个大型基因数据库，合并了超过 200 个数据源，因此能在基因组注释方面提供最为综合的数据信息。

1. 精准医疗与癌症

日本 NHK 电视台今夜播出了一个专题节目，叫"最新治疗药＋精密医疗"。NHK 介绍说，迄今为止，癌症的治疗方法都是根据癌症的种类，对每一位患者都使用同样的药物。例如，肺癌。所有的肺癌的患者，各医院医生投入的药物，基本上都是一样的。也就是说，医生在诊断出患者患有肺癌后，无论是动手术，还是不动手术，给患者服用的癌症治疗药，跟别的肺癌患者没有两样。这样的治疗方法会出现怎样的结果？只有一部分患者感觉有效，大多数患者吃了高价的药后，依然发现没有效果。日本目前推进的新治疗法，是"最新治疗药＋精密医疗"，也就是对每一位患者采取"对症下药"的精准治疗。

具体的方法如下。

第一步，由于日本发现，诱发癌症的根本原因，是遗传因子发生了异变。因此，在确诊患者患有癌症后，不是立即投入治疗这一种癌症的药物，而是先从病灶上抽取癌细胞，进行遗传因子的分析，找出异变的遗传因子。

第二步，根据异变的遗传因子，找到对抗这一种异变遗传因子的特殊药物。也就是说，患者得的是肺癌，但是根据患者的遗传因子分析，给其服用的可能是其他的癌症治疗的药物，因为这一种药物对应患者异变的遗传因子。

那么这种新疗法的效果如何呢？据报道一位名叫"大野"的患者，是一位 48 岁的女性，发现肺癌时，已经是 4 级，属于中晚期。最初医生对她进行了常规性的治疗，但是没有效果。于是，医生建议她去做遗传因子的分析检查，发现目前的治疗药物对于她的变异遗传因子没有任何的效力。经过对比，发现有一种治疗甲状腺癌的药物，对应她的变异遗传因子。于是给她服用了这一种治疗甲状腺癌的药物来治疗她的肺癌，结果就出现了以上的结果：两个月后，癌细胞变小了很多，即将消失。

NHK 介绍说，这一种新治疗法效果比较明显。拿肺癌治疗来说，迄今为止的治疗法，实际效果只有 30％。但是使用新的治疗法后，效果提高到了 70％。节目显示，目前，日本国立癌症研究中心、兵库县立癌症中心、北海道大学医院等机构在从事这一方面的治疗。由于这一种治疗方法还不适用于医疗保险，每一个月的医疗费大约需要 100 万日元（约 6.3 万元人民币）。据悉，这一种治疗方法，美国也在推进中。

2. NICU＋精准医疗

医院的 NICU（新生儿重症监护病房）对于新生儿的父母来说，应该是个噩梦般的存在，因为它不仅意味着短暂的分离，还有可能是永远的失去。新生儿中有 1％都有一些疾病，NICU 中接收的不乏一些问题十分严重的，而这其中有些孩子会痊愈，有些孩子则会越来越糟，即使对症治疗了，却依然收不到好的效果，这是为什么呢？究其根本，和遗传基因有关。

过去，医生只能凭经验和病症去判断孩子得了什么疾病，而这个疾病是如何导致的？什么基因与它有关？这些都不是凭经验就可以得到的。当出生缺陷越来越多，甚至出现一些罕见疾病时，该怎么办？这就需要精准医疗来"开路"，用基因检测的方法，寻找到疾病的"根源"，拯救"站在悬崖边上"的孩子。

3. 化疗与基因检测

近年来，基因测序成本的不断降低，越来越多的癌症患者开始尝试接受基因检测作为癌症诊断的辅助手段。随着基因检测数据的不断积累，基因检测结果在癌症治疗决策中的作用逐渐显现。有一些早期乳腺癌患者，即使完成了手术治疗，但是传统的临床检测仍旧会提示患者处于复发高风险状态。对于这些患者而言，医生一般会安排进一步的化疗。虽然医生知道这对于部分患者而言是多余的，但是出于谨慎起见，医生还是会给患者安排化疗，因为医生没办法区分这些"高风险"患者，哪些是真高，哪些是假高。Fatima Cardoso 博士等人对近 7 000 位早期乳腺癌患者的 70 个乳腺癌相关基因进行了检测。他们发现有 1 550 名表现出临床恶化风险高的患者，基因检测结果却显示恶化风险低。他们随机将这些患者分成两组，一组接受辅助性化疗，另一组不化疗。经过 5 年的随访，Cardoso 博士等人发现，在不接受化疗患者小组中，有 94.7％患者病情没有出现恶化；而接受化疗的小组中，病情没有恶化的患者也只有 96.2％，仅仅比不接受化疗小组高了 1.5％；显然，二者之间并没有显著差异。在病情没有出现恶化的所有患者里，接受化疗和不接受化疗的患者，5年存活率也没有差别。因此，研究人员认为，通过基因检测可以鉴别不需要接受化疗的高临床风险早期乳腺癌患者，可以在很多情况下帮助患者避免不必要的化疗。

4. DNA 数据库错误信息与精准医疗

当你参与基因测试后，如何获取有价值的数据，遗传基因分析与某些特定的功能到底有何联系？美国知名记者 REBECCA ROBBINS 体验了 DNAFit, Genomic Express，Kinetic Diagnostics，Origin 以及 Simplified Genetics 五家公司的基因测试服务，价格为 154～400 美元，帮助我们对于这个行业有一个初步的了解。据 REBECCA ROBBINS 叙述这五家公司给出的报告都很大不同，并且其中有些项目还存在矛盾。当 REBECCA ROBBINS 拿到报告时，他称就如同在读天书，并且声称看了那么多，其实什么有用的东西也没有，从实践的角度来看，毫无帮助。精准医学的热情，从白宫到日常医生，正处于一个历史最高的时期。但是，用于解释患者基因谱的数据库的严重问题可能导致"不适当的治疗"与"毁灭性后果"。研究人员在 Mayo 诊所周一警告说，他们的报告中描述了大约 20 个案例，这些被测试对象被告知他们有可能患致命的疾病，并且需要手术植入心脏除颤器，但事实证明，完全不需要。在一个年轻的亲属死于心脏综合征后，其家庭成员接受了基因测试。测试结果表明，他们在心脏相关基因中携带突变——测试公司使用的数据库表明，这一基因突变会导致严重的疾病。

然而，Mayo 的遗传心脏病学家 Michael Ackerman 博士等人的分析表明，实际上基因突变是无害的，侵入性治疗也没有必要。"这是遗传测试和精确医学众所周知的阴暗面，"Ackerman 说。因为公司用于解读 DNA 测试的数据库充满错误。DNA 错拼会导致诊断为疾病，而实际上并没有患上疾病。

除了心脏病学，他补充说："多达 30％的与疾病相关的基因会突变，而不会保持不变。我们将要做大量的清理工作，"需要清理数据库中的错误信息。否则基于 DNA 的精确医学的梦想可能会成为错误诊断的噩梦。

5. 脑癌实现精准手术

据悉，美国费城医学院的新开展的一项临床研究成功实现了荧光染料技术在脑癌手术中的应用。这种荧光染料技术由费城精准手术中心的外科医生开发，最早用于肺癌的辅助治疗。现在这种技术实现了对脑肿瘤的实时标记，可以帮助外科医生在手术过程中更好地区分病人的健康组织和癌变组织。每年，全美都有超过 15 000 名脑癌患者需要接受外科手术，这一巨大的技术进展无疑将为全美以致全球千万脑癌患者带来巨大福音。

该项研究对应的论文发表于最新出版的 *Neurosurgery*，由费城大学 Perelman 医学院神经外科副教授兼精准手术中心主任 John Y. K. Lee 博士领衔。

目前，脑肿瘤外科手术所面临的一个重大问题是外科手术是否将所有的肿瘤组织清除干净。现有的相关技术很难准确区分肿瘤和其他健康组织。在手术过程中，由于肉眼和触感很难准确区分肿瘤组织和健康组织，所有脑外科手术很难做到将肿瘤组织完全清除，这样窘迫的现状使脑癌患者的手术治愈率仅为 20%～50%。

费城大学的荧光显色技术基于可注射荧光染料在脑癌组织中相对于正常组织更多的沉积，这种技术在某种程度上可以改变上述脑癌手术过程中所面对的窘迫状况。Lee 博士表示："荧光染料将手术的可视化引向了一个新的层次，这项技术具有实时成像和鉴定疾病的潜力。更重要是的，这项技术还能更好地帮助临床脑肿瘤外科医生鉴别肿瘤组织和正常组织之间存在的边界，帮助我们更加精准地切除病人脑肿瘤。"

而与以往不同的是，研究人员在这次研究中对 ICG 进行了改造，在手术前 24 小时对病人进行了 ICG 的大剂量静脉注射以确保手术时这种染料可以帮助医生明显地区分肿瘤组织边界。文章的作者表示，这项研究是医学界首次将 ICG 用于脑癌的辅助治疗。研究人员通过对脑胶质瘤患者的临床实验证实了 ICG 能够在肿瘤手术前充分沉积于肿瘤组织中。同时，研究人员使用神经病理学与核磁共振成像技术（MRI）对 ICG 的肿瘤精准染色进行了确认。

在过去的三年和更长的研究过程中，Y. K. Lee 博士和他的同事们使用这项荧光显色技术帮助超过 300 位包括肺癌、脑癌、膀胱癌和乳腺癌等各类癌症患者获得了更好的手术疗效。该项研究的另一位主要作者，费城 Abramson 癌症中心主任 Singhal 表示："如果 FDA 批准了我们的荧光显色技术，我认为这项技术还将进一步造福于更多的临床医生和实体瘤患者。对于多种不同的癌症来说，这项技术都可以帮助临床主治医生制定更为精准的治疗策略，帮助医生和病人更好地完成癌症的早期检测并在最终取得更好的治疗效果。"

2.2.8 基础慢性疾病大数据系统

1. 就医 160 患者随访管理系统

近日，全国社区慢病风险评估与控制学术交流会暨广东省继续医学教育项目培训班在深圳举行。此次会议由中华预防医学会健康风险评估与控制专业委员会和深圳市宝安区中心医院联合主办，旨在讨论目前国内社区慢病控制现状及未来展望，分享各地在社区卫生慢病风险评估与控制等方面的经验，切实促进社区卫生事业健康发展。就医 160 旗下患者随访管理系统就医通 CSM 也在会上惊艳亮相，获得业内一致好评。

所谓"慢病"是指"慢性非传染性疾病"或"慢性病"，常见的慢病有糖尿病、痛风、心脏病、高血压、肝硬化等。慢性病患者在就诊过程中往往面临治疗周期长、多次就诊的特点，而可能出现一个患者找多家医院多名医生治疗一种病的情况，导致治疗方案不统一、治疗信息混乱的问题。就医通随访管理系统则解决了这一难题。

该系统通过专业的管理方案涵盖患者就医全程，在患者第一次就诊时就在系统内生成患者档案，患者档案包括患者治疗方案、患者管理方案，并支持医生电话随访、支持患者复诊提醒和复诊预约。通过患者档案可以积累患者就诊数据，当患者因特殊情况需要换医院或者医生时，其患者档案中的医疗历史数据将成为诊疗的重要参考，解决了慢病治疗次数多带来的医疗数据管理混乱问题，为治疗提供准确的数据支持。

就医 160 介绍，该系统不仅能在医生端解决医疗数据混乱问题，还通过收集与评估个人慢病信息、建立个人慢病档案、制订个人慢病管理计划、慢病干预与追踪为医院提供一整套基于慢病患者长期管理的解决方案。目前该系统已经成功在深圳市保安妇幼保健院、深圳龙华中心医院、中南大学湘雅医院、湖南省肿瘤医院运用。

慢病管理是就医通患者随访管理系统的一部分，该系统根据目前大部分医院住院病人和门诊病人现有医院流程，并结合卫生部下发的临床指南，提供以病人为中心的长期患者随访管理服务以及可自扩充的全病种专科随访管理全套解决方案。

记者了解到，就医通患者随访管理系统致力于患者康复管理，主要提供患者诊后随访跟踪服务解决方案（适用于医院综合性随访、社康社区随访、有医生手机端及患者手机端）；患者满意度调查与评价反馈解决方案；基于慢病患者长期管理解决方案；基于电子健康档案信息整合解决方案。

同时，该产品具有以下四大特点：①基于专业医生设置患者随访管理方案，方案符合卫生部临床治疗路径要求；②患者随访管理方案可配置，权威医生设定模板，需要时直接选取，省时高效；③满足专科随访需求，可进行长期专科患者观察以及数据累积，提供科研数据；④患者信息采集以及管理方案可自定义设置，满足医院个性化需求以及实际情况，可快速部署。

2. 利用语音诊断心脏病

语音技术是这两年资本市场和巨头公司追逐的宠儿，如苹果的 Siri、微软的 Cortana、谷歌的 Google Assistant 这样的语音助理、Amazon Echo 和 Google Home 进入客厅和卧室场景的智能音箱。2016 年 10 月的锤子新机发布会上，科大讯飞的语音识别技术更是惊艳全场。语音技术正融入我们日常生活的每一个场景，天气、交通、订餐、家居……

“说话”是我们每天都要进行的活动之一，那么“说话”和我们健康是否相关？能否利用语音识别健康？在此基础上，随处可见的语音助理能否成为我们个人的“私人医生”？

答案是肯定。科学家认为，人们的健康和发出的声音息息相关。如果身体上或心理上出现了问题，那么发出的声音可能会变得纤细，或说话带有鼻音，或者你的言语更加粗暴，又或者你的声音会伴随着人耳难以区分的“颤抖”。

原因就在于，仅说一个简单的词语就需要大脑中的多个神经回路进行复杂协调，对呼吸系统进行精确的控制，掌握好协调的肌肉骨骼系各个部分的激活的时间，这样才能控制整个声道的发音的清晰度。一旦身体出现了疾病，疾病的特异性干扰会对某个系统或多个系统产生细微的、难以察觉的、具有特性的变化。而这种变化，是可以利用机器来进行分析计算的。

奇点之前一篇文章，讲的就是 Sonde Health 公司通过分析语音特征来诊断疾病，如抑郁症、脑震荡、认知障碍、帕金森症等神经系统疾病。该公司希望利用人们现有设备（如智能手机），不记录人们具体的说话内容，仅仅提取人们的语音特征来监测人们的生理和心理健康。

现在，语音识别技术在健康医疗领域又有重大突破。梅奥诊所与以色列语音分析公司 Beyond Verbal 合作的研究发现：13 个语音特征和冠心病存在相关性，其中一个语音特征会增加冠心病 19 倍的发生概率。

"这项研究说明在语音特征和冠心病之间存在相关性。"研究人员说，这项研究将在美国心脏协会科学会议展示。"语音特征分析可以辅助医生评估胸痛患者患有冠心病的概率，尤其适合在远程医疗中使用。"这项研究首次发现语音特征和纯粹的身体疾病存在相关性，这意味着在未来的某一天，医生可以使用语音分析的软件作为一种无创、辅助诊断工具。

Beyond Verbal 将会和梅奥诊所继续合作，将会在不同的语言环境中检测这项技术，确认语音特征分析是否会超越语言。

2.3　网络安全与医疗

2.3.1　背景

我们此刻正处在"互联网＋医疗"概念爆发的阶段。一时间无数医疗健康类 APP、网页等产品蜂拥上线。我们先不去探讨如此众多的产品究竟能给用户带来多少有价值的医疗服务，首先来关注能否确保用户的个人信息安全。我们在国内知名的网络安全网站"乌云"上以"医院"为关键词进行搜索，查找出超过 600 条漏洞。1/3 的漏洞都在近两年内被"白帽子"发现上报的。

这些安全漏洞，有的是医院信息系统建设漏洞，有的是互联网医疗公司网站漏洞，几乎涵盖了当前所有与互联网医疗相关的方方面面。泄露的内容也颇为惊人，包含了大量的患者基本信息和病历信息。更加让人担忧的是，绝大多数发现漏洞的"白帽子"反映，造成这些漏洞的技术问题相对较为低级，在其他成熟的互联网行业已经很难遇到这么低级的错误了。

这也从一个侧面反映了目前国内医疗信息安全防护意识和能力都急待提高。

2.3.2　2016 年网络安全大事记

1. 安全事件

（1）信息及数据泄露

2016 年规模较大的信息泄露事件如表 2-1 所示。

表 2-1　2016 年规模较大的信息泄露事件

时间	事件
1 月	俄罗斯邮件网站 Mail.ru 约 5 700 万登录凭证在网上出售
4 月	5 000 万土耳其公民信息泄露
	5 500 千万菲律宾选民信息泄露
	9 340 万墨西哥选民个人信息数据库曝光
5 月	1.17 亿 LinkedIn 账户登录信息泄露
	4 000 万成人社交网站 Fling 用户的凭证在暗网售卖
6 月	俄罗斯社交网站 VK.com 1 亿登录凭证被盗
8 月	俄罗斯搜索引擎 Rambler 约 1 亿用户信息网上曝光
9 月	雅虎 5 亿账户信息泄露
10 月	MongoDB 5 800 万商业用户信息泄露
12 月	影片分享网站 Dailymotion 8520 万用户名及邮件泄露
	雅虎确认一起早在 2013 年的账户信息泄露，这次的数字是 10 亿

据统计，仅在 2016 年前 10 个月，全球已约有 3 000 起公开的数据泄露事件，22 亿条记录被披露，已经超过 2015 年全年。

值得注意的是，2016 年 4 月达到 2016 年数据泄露事件的一个小高潮，不算上表的统计，还包括卡塔尔、叙利亚、肯尼亚、俄罗斯等多个国家的政府及网站数据发生泄露。

（2）网络攻击

2016 年影响较大的网络攻击事件如表 2-2 所示。

表 2-2　2016 年影响较大的网络攻击事件

时间	事件
1 月	飞机零件制造商 FACC 遭商业邮件欺诈（BEC），损失 5 000 万欧元
	比利时银行 Crelan 遭 BEC 攻击，损失 7 000 万欧元
3 月	孟加拉银行被黑客转走 8 100 万美元
4 月	德国 Gundremmingen 核电厂确认系统中存在恶意软件
6 月	美国民主党国家委员会被黑客入侵，电子邮件及文档被披露
8 月	全球第三大航空公司达美航空数百航班被取消，上千航班被延误，无数乘客滞留
	黑客组织"影子经济人"盗取了 NSA 大量黑客工具和漏洞利用包，并在网上售卖
	全球第四大的电线电缆厂商 Leoni AG 遭 BEC，被骗 4 460 万美元

续 表

时间	事件
9月	统计显示，针对奥运会的 DDoS 攻击最高达 540 Gbit/s
	知名安全研究人员 Brian Krebs 的安全博客网站被 DDoS 攻击，攻击带宽达 665 Gbit/s
	世界最大的主机托管公司之一 OVH，声称遭到规模达 1 Tbit/s 的 DDoS 攻击
10月	国际原子能署披露，德国某核电厂在二到三年前曾遭受扰乱性网络攻击
	域名服务商 Dyn 遭遇 DDoS 攻击，美国西海岸大规模断网
11月	旧金山市政交通局收费终端被勒索软件攻击，被迫开放闸机让乘客免费乘车
	美国得克萨斯州某市政府承认，成为 BEC 攻击受害者，损失 320 万美元

2016 年的网络攻击事件有三个态势值得注意。

一是 DDoS 规模和数量的激增。主要原因是 DDoS 工具的自动化和服务化，任何人都可以以非常小的成本购买 DDoS 服务，轻易发动攻击，再加上物联网设备的爆发，在将来发生更具规模和破坏力攻击的可能性非常之大。

二是勒索软件。2016 年堪称勒索软件元年，截止到今年第三季度，检测出 380 多万个恶意样本。12 月 14 日发布的一份报告称，某勒索软件作者兼分发者，仅上半年就勒索到 1.21 亿美元，净利润达 9 400 万美元。美国联邦调查局认为，2016 年勒索软件的非法收入将达到 10 亿美元。

三是商业邮件欺诈（BEC）攻击。这种攻击针对的是财务人员或高管，一旦得手损失巨大。据美国联邦调查局统计，2013 年 10 月至 2016 年 5 月，美国和其他 79 个国家，共发生 22 143 起企业邮件诈骗案件，被骗总金额高达 31 亿美元。

（3）未来趋势

网络安全事件带来的影响，已经逐渐深入扩展到政治、法律、军事、经济、民生等各个层面，进而影响着整个社会的稳定和运转。随着物联网、智慧城市的推进和普及，网络攻击的规模会越来越大，网络攻击的手段会越来越多，造成的影响会越来越严重。

一是网络攻击目的和手段会多样化。如利用黑客手段窃取邮件，入侵投票系统，影响政治选举。使用社会工程手段，侵入巨大安全投入的防御系统。曝光医疗设备产品的漏洞，操纵股价获利。发动 DDoS 攻击，以及掩盖窃取数据的行为……各种想象不到的攻击目的和手段，将随着经济与科技的发展而发展。

　　二是信息和数据泄露将无处不在。摄像头、手机、可穿戴设备等智能硬件的普及，以及关系到大众民生的各种信息系统的互联互通，意味着所有主体的信息都会数字化，所有人的生活方式都会网络化，因此信息和数据泄露事件短期内看不到下降的趋势。

　　三是国家安全为最高形态的网络安全对抗。具备雄厚资源和高精尖技术的攻击者，几乎可以突破任何防御系统。关键基础设施、重点行业信息系统、国家社会层面的重大活动、政府机构的敏感信息，都属于高级持续性威胁攻击的主要目标。国与国之间的政治、军事对抗，经济、技术竞争，越来越多地以数字化对抗的形式体现。

2. 漏洞攻防

（1）漏洞概况

2016 年漏洞概况如表 2-3～表 2-5 所示。

表 2-3　2016 年漏洞类型统计

漏洞类型	漏洞数量/个	占比/%
缓冲区溢出	1 207	15.31
权限许可和访问控制	853	10.82
信息泄露	842	10.68
跨站脚本	573	7.27
输入验证	552	7.00
资源管理错误	171	2.17
SQL 注入	135	1.71
数字错误	119	1.51
跨站请求伪造	118	1.50
路径遍历	89	1.13

表 2-4　2015—2016 年主要类型漏洞数量统计

漏洞类型	2015 年	2016 年
缓冲区溢出	1 088	1 207
权限许可和访问控制	812	853
信息泄露	712	842
跨站脚本	817	573
输入验证	531	552

续 表

漏洞类型	2015 年	2016 年
资源管理错误	395	171
SQL 注入	268	135
数字错误	151	119
跨站请求伪造	267	118
路径遍历	163	89

表 2-5　2016 年影响较大的后门及漏洞

漏洞或后门名称	CVE 编号
Juniper 防火墙 ScreenOS 后门	CVE-2015-7755
GNU 的运行库 Glibc 幽灵漏洞	CVE-2015-7547
OpenSSL 的 DROWN 漏洞	CVE-2016-0800
高通骁龙芯片内核级漏洞	CVE-2016-0805/0819
Linux 内核脏牛漏洞	CVE-2016-5195
Struts 2 动态方法调用	CVE-2016-3081
开源图片处理库 ImageTragick 漏洞	CVE-2016-3714
Windows 的 Badtennel 漏洞	CVE-2016-3213
Windows/Samba 的 BadLock 漏洞	CVE-2016-0128/2118

（2）攻击手段

● 撞库成为信息泄露的重要攻击手段，实施容易而且成本低。

● 沙箱逃逸技术不断翻新，利用 PowerShell 无文件感染、基于宏编码混淆、检测沙盒、延时运行、分析用户行为等技术来逃避沙箱检测。

● 边信道攻击方法防不胜防。耳机、麦克、打印机、显示器、风扇，甚至是硬盘噪声、主机热量、电磁辐射均可成为攻击渠道或工具。

● 社会工程几乎是所有 APT 攻击的重要入口。钓鱼邮件、恶意链接，以及诈骗、冒充身份等非计算机技术手段，这些方法是从人性的角度来发动攻击，因此将永远存在，所以安全意识的教育和普及也是一个长期过程，始终不能放松。

（3）防护技术

● 新型身份认证技术，如多因素认证、生物识别、设备指纹等快速发展，以解决传统的口令、密码认证的弊端。

- 人数据技术逐渐成为解决针对性攻击的重要手段，无论是威胁情报、态势感知，还是行为分析、追踪溯源，都需要大数据分析技术做基础支撑。
- 全流量分析的重要性越来越受到业内的重视，但对流量的深度认识和经验积累是一个不小的门槛。
- 机器学习、人工智能、区块链、量子计算等前沿技术正在兴起，但真正在安全领域得到好的应用，还需要一定的时间。

（4）未来趋势

随着移动互联网、物联网和云计算的普及，攻防双方的技术手段发展也出现了新的趋势。但人和数据始终是两大安全核心，攻防双方的一切方法、行为和目的，均围绕着人与数据展开。

一是智能设备即是被攻击目标又是发动攻击的工具。汽车、医疗设备、智能家居、都将面临严重的攻击威胁。开发人员需要加强安全开发能力，减少硬件、操作系统、应用程序等方面漏洞的出现率。代码审计、反逆向、可信芯片、加密通信、身份认证等安全技术，均将快速发展。

二是黑客攻击已经做到产业化、服务化和普及化，且不断地发展壮大和日趋成熟。安全防护则需要体系化、智能化，并做到快速响应。业内之间将加强协同，安全产品之间更加趋于联动。相应的身份和访问管理、大数据安全、威胁情报、用户行为分析、流量分析、终端检测响应技术，将成为行业关注重点。

三是新型前沿科技均可被攻防双方同时利用。区块链即可用于交易保护也可用于隐藏身份，量子计算即可用于破解加密也可用于通信保护，机器学习、人工智能既可节省安全人员的精力也可帮助黑客分析防御措施提炼社会工程技巧。"道高一尺，魔高一丈"的循环，周而复始，永不停歇。

3. 行业市场

（1）会议活动

2016 年国内重要安全会议和活动如表 2-6 所示。

表 2-6　2016 年国内重要安全会议和活动

时间	事件
2 月	国内首个网络安全领域的专项基金，启动资金达 3 亿元。
3 月	中国网络空间安全协会成立、威胁情报解决方案峰会（CS 3）
4 月	RSAC 2016 热点研讨会、全球领先安全技术分享会、首都网络安全日

时间	事件
5 月	极棒黑客破解大赛（GeekPwn 2016 澳门站）
6 月	第四届中国网络安全大会（NSC 2016）、信息安全铁人三项赛启动会、世界黑客大师赛（WCTF 2016）
7 月	第二届移动安全技术峰会（MOSEC 2016）、第二届阿里安全峰会、第三届乌云白帽大会、XCTF 2016 国际联赛决赛
8 月	首届 C3 安全峰会（C3 2016）、第四届中国互联网安全大会（ISC 2016）、第五届 KCon 黑客大会（Kcon 2016）、第十五届安全焦点信息安全技术峰会（XCon 2016）
9 月	2016 可信云大会、国家网络安全宣传周、首届 SSC 2016 安全峰会
10 月	第五届全国信息安全等级保护技术大会、2016 云栖大会·西湖论剑、行业（私有）云安全技术联盟成立、极棒黑客破解大赛（GeekPwn 2016 上海）
11 月	第九届信息安全漏洞分析与风险评估大会、第二届中国互联网安全领袖峰会（CSS 2016）、第三届中国可信计算技术创新与产业化论坛、国际前瞻信息安全技术年会（SyScan360 2016 上海）
12 月	第二届北向峰会、第二届互联网安全创新大会

迄今为止，2016 年是信息安全会议活动最为集中的一年，除了上面统计的三十多场大型活动会议以外，还有安全企业各自召开的产品发布会、战略合作会、客户渠道大会，以及圈内人员召开的小型技术研讨会等，全部加起来将近百场。安全会议活动的火爆，反映了网络安全受到的关注度正在快速上升。

（2）融资并购

● 网络安全初创企业数量明显增多，不断传出融资消息，资本市场活跃。

● 南洋股份（002212）57 亿元并购天融信，航天发展（000547）15 亿元并购锐安科技，启明星辰 6.37 亿元收购赛博兴安。

● 在网络安全的全球浪潮下，国外大型 IT 公司、网络厂商及安全企业也在加大进入中国市场的力度，并加强国际合作。如浪潮与思科合资公司获批，注册资本 1 亿美元，前者占有 51％的股份。紫光与惠普成立新华三（募资方案 225 亿元），前者占有 51％股份。中国电科与微软成立神州网科，前者占有 51％股份，注册资本 4 000 万美元。CheckPoint 与曙光签署战略备忘录，在安全产品研发、安全技术服务和安全方案三个方面深度合作。华为与英特尔安全签署合作协议，正式加入英特尔安全创新联盟（SIA），成为第一家加入联盟的中国厂商。赛门铁克、迈克菲、Palo Alto、思科、IBM、飞塔、Radware 等国际知名厂商均不同程度地加强在中国市场上的发声，反映出我国"开放创新"政策对国外厂商的影响。

（3）未来趋势

中国的网络安全市场，由于监管、行业、区域以及位于 IT 领域的附属地位等原因，被切割得过于碎片化，难以形成规模庞大的企业巨头。但随着数字化时代的全面来临，网络安全开始渗透到各个领域，网络安全的地位和重要性正在逐步提升，安全市场的规模和发展格局也在渐渐地清晰化。

一是市场规模开始进入稳定增长期。

根据 IDC 2016 年 10 月发布的报告，2016 年全球安全相关的服务、软件和硬件收入将达到 736 亿美元。另据安全牛的统计，2016 年的安全市场与去年相比将达到 20%～30% 的增长，公开市场总额超过 300 亿人民币。在可以预见的 3～5 年，仍将保持这一增长速度。

二是安全企业正在分为三大阵营。

首先是传统网络安全设备的全线厂商，这些厂商成立较早，在人员、技术、渠道、资本等方面有着长期积累的优势。

然后是网络通信设备厂商和云服务提供商，两者基于对网络及通信设备及 IT 基础设施的深度掌控，已经有力地侵入到传统网络安全设备厂商的市场。

最后是依托重点行业的安全服务提供商，如在金融、电信、公安、国防、能源、电力、交通、制造等行业具备丰富经验积累的集成商。

此外，穿插在三大阵营中的是安全各细分领域的中小厂商。这些厂商由于市场规模小，难以对三大阵营产生较大的影响和冲击，但这些厂商的创新能力和对机会的把握程度是其天然的优势，并不完全排除成长为大型企业的可能。

三是安全走向融合，产品服务化是趋势。

安全厂商的身份定位开始模糊，IT 厂商、通信厂商、网络设备厂商加大对安全业务的投入，以带动自身业务。云计算厂商及服务商，则将基础设施安全包含在内，统一为云租户提供底层和基础性的安全服务。

而传统安全大厂商则开始建立以安全为依托，承担起行业/私有云的建设和工控系统、智慧城市的大网建设。另外，一些安全细分领域，如移动安全、业务风控等安全新兴厂商，则逐渐向数据服务提供商的角色变迁，同时尽力把自己的产品服务化，以 SaaS 的形式面向全社会提供。

4. 政策法规

（1）国内政策法规

- 2015 年 12 月 27 日，全国人大常委会通过《中华人民共和国反恐怖主义法》，涉及电信业务经营者、互联网服务提供者协助公安机关、国家安全机关防范和调查恐怖活动的义务。

- 2016 年 1 月 15 日，全国首部大数据地方法规《贵州省大数据发展应用促进条例》经人大表决通过。该条例对数据采集、数据共享开发、数据权属、数据交易、数据安全以及"云上贵州"等基本问题做出了概括性和指引性规定，以立法引领和推动大数据产业发展。

- 2016 年 4 月 19 日，习近平总书记在网络安全和信息化工作座谈会上发表讲话，指出"我们毫不动摇坚持开放战略，但必须在开放中推进自主创新要求""各方面齐抓共管，切实维护网络安全"。网络安全行业代表出席座谈会，并做汇报发言。

- 2016 年 5 月 15 日，习近平总书记在哈尔滨安天科技股份有限公司听取科技人员介绍网络安全技术研发情况，王沪宁、栗战书和中央有关部门负责同志陪同考察。

- 2016 年 6 月 25 日，习近平主席和俄罗斯总统普京发布《中华人民共和国主席和俄罗斯联邦总统关于协作推进信息网络空间发展的联合声明》。两国达成以下共识：互相尊重网络主权；尊重文化传统和社会习惯；加强网络空间领域科技合作；加强网络空间领域经济合作；维护两国人民在互联网的合法权利；打击网络恐怖犯罪以及开展网络安全应急合作与网络安全威胁信息共享。

- 2016 年 7 月，中共中央办公厅、国务院办公厅印发《国家信息化发展战略纲要》（以下简称《纲要》），此为规范和指导未来 10 年国家信息化发展的纲领性文件。《纲要》强调要保障信息化有序健康安全发展，明确了信息化法治建设、网络生态治理和维护网络空间安全的主要任务；必须坚持中央网络安全和信息化领导小组对国家信息化发展的集中统一领导，信息化领域重大政策和事项须经领导小组审定。

- 2016 年 8 月 22 日，中央网信办发布《关于加强国家网络安全标准化工作的若干意见》，围绕"互联网＋""大数据"等国家战略需求，加快开展关键信息基础设施保护、网络安全审查、大数据安全、个人信息保护、智慧城市安全、物联网安全、新一代通信网络安全、互联网电视终端产品安全、网络安全信息共享等领域的标准研究和制定工作。

- 2016 年 10 月，工业和信息化部印发《工业控制系统信息安全防护指南》（以下简称指南），指导工业企业开展工控安全防护工作。《指南》坚持"安全是发展的前提，发展是安全的保障"，以当前我国工业控制系统面临的安全问题为出发点，注重防护要求的可执行性，从管理、技术两方面明确工业企业工控安全防护要求。

- 2016 年 11 月 7 日，第十二届全国人大常委会第二十四次会议通过《中华人民共和国网络安全法》，进一步界定了关键信息基础设施范围、对攻击、破坏我国关键信息基础设施的境外组织和个人规定相应的惩治措施、增加了惩治网络诈骗等新型网络违法犯罪活动的规定等。网络安全法将于 2017 年 6 月 1 日起施行。

（2）国外政策法规

- 2016 年 1 月 1 日，俄罗斯《互联网隐私法案》生效。该法案引入"被遗忘权"，赋予俄罗斯公民请求搜索引擎删除含有不准确、不相关、对个人后续事件和行为无意义和违反俄罗斯法律相关信息的链接。

- 2016 年 2 月 18 日，美国政府成立"国家网络空间安全强化委员会"促进未来 10 年内美国的网络安全。

- 2016 年 4 月起，欧盟 30 个国家的超 700 名安全专家，长达 7 个月的演练，涉及针对无人机、云技术、移动恶意软件和物联网等多种不同威胁。

- 2016 年 6 月 14 日，北大西洋公约组织宣布，"网络"将正式成为各北约成员国的战场，意味着对北约成员国中任何一国的攻击将被视为对整个联盟的攻击，所有成员国应援助受攻击国家。

- 2016 年 7 月 6 日，欧洲议会通过《网络和信息系统安全指令》。该指令是第一部欧盟范围内的网络安全规则，旨在实现网络和信息系统安全的更有力和更普遍的保障。

- 2016 年 8 月 1 日，欧美隐私盾协议全面实施。隐私盾替代了在 2015 年

10 月陷入僵局的安全港协议，它对美国公司施加了更严厉的责任以保护欧洲公民的个人数据，强化了欧盟的数据主权。

- 2016 年 11 月 21 日，美国国防部公布"漏洞披露政策"，允许自由安全研究人员通过合法途径披露国防部公众系统存在的任何漏洞。这项政策旨在允许黑客在不触犯法律的前提下访问并探测政府信息系统。

- 2016 年 11 月 30 日，英国议会通过《2016 调查权法》，该法律要求网络公司和电信公司收集客户通信数据，并存储 12 个月的网络浏览历史记录，给警察、安全部门和政府提供了空前的数据访问权力。

（3）未来趋势

网络安全法经过多年的酝酿与多次修订终于出炉，其对我国未来网络安全的发展态势和走向具有非常重大的意义。

一是随着网络空间的普及，个人隐私保护、网络攻击、黑色产业链、网络犯罪、网络谣言等极大地阻碍了互联网、大数据、云计算等新兴科技领域的健康发展，进一步影响到整个国家社会的经济发展。网络安全法的出台，将大幅提升国家网络空间的治理能力，为"互联网＋"的长远发展保驾护航。

二是网络安全法规定了国家网络安全工作的责任机制，由"国家网信部门负责统筹协调网络安全工作和相关监督管理工作"，这一规定将在一定程度上改变以往不同监管、行业、区域的分割局面，有利于形成安全产品和服务的标准，扩大安全企业的规模。

三是国家网络安全战略和网络强国建设的需要。在国际政治层面，网络空间已经成为保护国家利益、维护国家主权的新领域，确立网络空间行为准则和模式已是当务之急。反映到经济发展层面，国家安全无论是在过去还是在现在，以及在可预见的未来始终为网络安全行业发展的最强驱动力之一。

国际方面，一是欧美等科技大国在网络空间领域的博弈和对抗逐渐增强。各国均在加强网络安全预算，加强网络部队的建设，并试图改变过去被动防护的策略，主动对发动网络攻击的国家进行回击。此外，各个国家结合成联盟进行网络对抗的趋势也开始显现。

二是个人隐私与国家安全之争。实际上这场已经持续了 30 多年的所谓的"加密战争"，其实质是数据之争、权利之争，或说是否允许政府利用执法权侵犯公民的隐私权。这将与国际、国内的政治经济形势密切相关，经济利益与政治利益的平衡，将使两者此消彼长的动态平衡之中。

三是安全处罚力度加大。各国都在加强对互联网、科技公司收集个人数据的监管，同时对信息泄露的处罚力度加大。而国与国之间的经济利益、政治利益和网络对抗制衡，很可能影响到跨国安全企业的商业利益。

综上所述，网络安全正在全面泛化，与业务安全、物理安全、人身安全、意识形态安全、国家安全结合，成为整个人类社会都无法忽视的关键问题之一。

2.4　区块链与医疗的新结合

为推动区块链技术和产业发展，信息化和软件服务业司指导中国电子技术标准化研究院，联合蚂蚁金融云、万向控股、微众银行、乐视、万达网络、平安科技等骨干企业，开展区块链技术和应用发展趋势专题研究，编撰形成了《中国区块链技术和应用发展白皮书（2016）》。白皮书总结了区块链发展现状和趋势，分析了核心关键技术及典型应用场景，提出了我国区块链技术发展路线图和标准化路线图等相关建议。白皮书内容翔实、分析透彻，具有较好的参考价值。希望各界共同努力，积极把握区块链发展趋势和规律，营造良好的发展环境，加速推动我国区块链技术和产业发展。

近两年来，联合国、国际货币基金组织和多个发达国家政府先后发布了有关区块链的系列报告，探索区块链技术及其应用。在国内金融企业、互联网企业、IT 企业和制造企业积极投入区块链技术研发和应用推广发展势头迅猛。

2.4.1　国内外区块链发展现状的研究分析

1. 国内区块链的发展与应用

2016 年 2 月，中国人民银行行长周小川在谈到数字货币相关问题时曾提及，区块链技术是一项可选的技术，并提到人民银行部署了重要力量研究探讨区块链应用技术。他认为，目前区块链存在占用资源过多的问题，不论是计算资源还是存储资源，都应对不了现在的交易规模。2016 年 9 月 9 日，中国人民银行副行长范一飞在 2015 年度银行科技发展奖评审领导小组会议中提出，各机构应主动探索系统架构转型，积极研究建立灵活、可延展性强、安全可控的分布式系统架构，同时应加强对区块链等新兴技术的持续关注，不断创新服务和产品，提升普惠金融水平。

2. 国外区块链的发展与应用

（1）英国政府区块链评估

英国政府科学办公室在一份最新的报告中，建议政府加大力度，探索和测试区块链技术及分布式账本技术。这份报告有英国政府高级科学顾问 Mark Walport 领头的团队撰写，囊括了针对英国政府不同部门推进技术应用的提议。

报告提议的内容包括制定区块链技术应用的标准、设置对技术进行概念验证的专门岗位，以及为进一步的技术开发和利用制定路线图。报告强调了区块链技术的潜力和优势：从宏观上看，分布式分类账技术提供了一个框架以帮助政府减少欺诈、腐败和失误风险以及降低工作成本。它拥有在数据分享、公开透明和增强信任等方面重新定义政府和公民关系的潜能。

英国政府首席科学顾问认为，英国在金融技术领域有着很强大的先发优势，若借助分布式账本技术并探索其对公共服务及经济体系所能带来的益处，则有利于英国在新一轮的金融技术革命中抢占先机。针对分布式账本技术使用过程中的监管问题，提出了"法律治理"与"技术治理"两大原则，认为新时代的金融体系既需要沿用已有的法律体系监管模式，也需要考虑如何使用技术要素对分布式账本技术系统进行管理。若能妥善处理"法律治理"与"技术治理"这两者之间的关系，分布式账本技术有利于降低金融机构的合规成本、降低系统性风险及提高金融机构运作的效率。报告还特别呼吁推进区块链技术更深层次的测试，提倡政府不同机构以及科研界协同努力，共同推进技术发展。

（2）美国国会会议决议呼吁政府支持区块链技术

美国众议院的新决议呼吁发展"一项国家科技政策"，这项政策中将会包含数字货币和区块链技术。该政策援引了比特币的想法，只是没有直呼其名——用的说法是"替代性非发行货币"，以及区块链技术。该政策认为区块链科技拥有潜力去从根本上改变在线交易中建立信任和安全的问题。

决议提到，美国应当出台国家政策，鼓励发展一些工具，最大限度承诺去帮助消费者学习和保护自己的资产，通过授权消费者的连接装置，促进未来经济发展，创造新经济和新市场。这项提案进一步鼓励了美国政府发展

"具有透明度、安全性和鉴定性"的替代性技术。同时，也号召创新者去开发支持消费者商务的技术。

（3）俄罗斯央行：颠覆性区块链技术

俄罗斯支付服务公司 Qiwi 和其他金融机构组成的区块链联盟开发出银行间的通信技术原型 Masterchain，并且采用了以太坊区块链技术。目前俄罗斯央行也加入到该系统测试中。此外俄罗斯很多大型银行和金融机构也纷纷加入系统研发和测试，这与政府逐渐放宽对区块链的监管有很大关系。

俄罗斯各方都表示对区块链技术的认同。俄罗斯央行副行长 Olga Skorobogatova 认为"共同开发原型和研究实际应用可以发现未来的趋势，评估技术创新的潜力，分析应用风险，还未以后的发展奠定了基础。早些时候央行发起成立金融技术研究联盟，该联盟会进一步发起、研究和测试其他项目，Masterchain 可能很快就会成为下一代金融基础设施的一部分"。财政部副部长 Alexey Moiseev 认为"区块链和加密货币的应用不再被看作是对国家财政体系的威胁，而且财政部已经延迟对俄罗斯加密货币的监管决定。财政部决定静观事态发展。我们不会说加密货币有害，但是也无法肯定未来是否无害。我们对其他国家的监管政策很感兴趣"。

2.4.2　区块链与新一代的相关技术

随着新一轮产业革命的到来，云计算、大数据、物联网等新一代信息技术在智能制造、金融、能源、医疗健康等行业中的作用愈发重要。自"十二五"被确立为七大战略性新兴产业之一以来，我国新一代信息技术的发展迅速，逐步成为各行业深化信息技术应用的方向。从国内外发展趋势和区块链技术发展演进路径来看，区块链技术和应用的发展需要云计算、大数据、物联网等新一代信息技术作为基础设施支撑，同时区块链技术和应用发展对推动新一代信息技术产业发展具有重要的促进作用。

1. 区块链与大数据

首先区块链将会重构大数据，区块链以其可信任性、安全性和不可篡改性，让更多数据被解放出来。用一个典型案例来说明，即区块链是如何推进基因测序大数据产生的。区块链测序可以利用私钥限制访问权限，从而规避法律对个人获取基因数据的限制问题，并且利用分布式计算资源，低成本完成测序服务。其次区块链将保障数据的私密性方便地实现数据开发共享，政府掌握着大量高密度、高价值数据，如医疗数据、人口数据等。政府数据开放是大势所趋，将对整个经济社会的发展产生不可估量的推动力。然而，数据开放的主要难点和挑战是如何在保护个人隐私的情况下开放数据。基于区块链的数据脱敏技术能保证数据私密性，为隐私保护下的数据开放提供了解决方案。此外区块链对于大数据也是一种不可篡改的、全历史的、强背书的数据存储技术。通过网络中所有节点共同参与计算，互相验证其信息的真伪以达成全网共识，可以说区块链技术是一种特定数据库技术。迄今为止，我们的大数据还处于非常基础的阶段，基于全网共识的、数据可信的区块链数据，是不可篡改的、全历史的，使数据的质量获得前所未有的强信任背书，也使数据库的发展进入一个新时代。

2. 区块链与物联网

区块链技术不仅将深刻地影响和改变金融行业，在物联网领域也将起到革命性的作用。物联网（Internet of Things，IoT）是一种通过网络技术将传感器、控制器和机器设备等连接起来，通过物物相连实现机器设备智能化管理和控制的目的。互联网技术将全世界的计算机连接在一起，实现了人与人之间的远程信息交流，促进了人类文明的巨大进步。而物联网技术将现实世界中的各种设备连接在一起，必然会帮助人类迈向更加智能和便捷的未来社会。

区块链技术为物联网提供了点对点直接互联的方式进行数据传输，整个物联网解决方案不需要引入大型数据中心进行数据同步和管理控制，包括数据采集、指令发送和软件更新等操作都可以通过区块链的网络进行传输。目前有各种的物联网和智能系统的区块链应用，当应用于物联网时，区块链的概念开辟了创新的无限可能性，区块链技术可以被使用于追踪设备的使用历史，它可以协调处理设备与设备之间的交易，该技术将通过提供设备与设备之间，设备与人之间进行数据交易而使物联网设备独立。

3. 区块链与人工智能

IBM 在 2016 年 4 月宣布正在研究将区块链技术与旗下的人工智能产品 Watson 进行结合。将结合区块链无摩擦价值交换的特性和人工智能所具有的提高大规模数据分析速度的能力。IBM 负责物联网安全的首席架构师蒂姆·哈恩（Tim Hahn）表示"可能出现的应用包括使用分布式账本让设备执行任务，如在设定日期执行自我诊断；还有一些更加先进的设备，这些设备可以让监管者时光倒流到设备故障出现的时间点，以此来确定故障出在何处。

区块链将提升人工智能的安全机制：区块链有助于人工智能实现契约管理，并提高人工智能的友好性。例如，让设备的使用者在区块链上进行注册，通过智能合约实现用户不同层次的访问，为不同层次的用户提供个性化功能。区块链保证了设备可以通过用户注册实现分级访问，不仅可以防止设备被滥用，还能防止用户受到伤害。通过区块链可以更好地实现对设备的共同拥有权和共同使用权，区块链会让使用者共同设定设备的状态，并根据智能合约做决定。此外，这种注册制度将在设备的整个生命周期中持续进行，以便不同的使用者、软件、硬件都可被用来协助监管者确认设备发生故障的准确时间点。因此，区块链作为一种底层技术，除了未来有望对金融、政务、医疗等各个行业带来变革之外，也将对人工智能这类前沿技术学科带来改变，产生化学反应。

2.4.3 区块链与医疗

医疗行业接纳区块链技术的时间相对来说比较晚，不过并没错过应用区块链的时机。区块链技术正在改变全球医疗行业，逐渐融入这个新的领域。区块链技术的出现，显得健康信息交易所（HIE）和全员人口数据库（APCD）已经跟不上时代。通过组织机构来验证成员的信誉度已经变得没有意义，因为使用区块链技术的话这些都不需要用到这些组织。消除这些陈旧的中间组织机构可以增加数据安全性，并且还节省成本、时间与资源。新的医疗记录共享模式正在诞生。

1. 医疗领域应用方面

中投顾问《2016—2020 年区块链技术深度调研及投资前景预测报告》显示，区块链技术在医疗领域的应用主要有以下几个方面。

（1）电子健康病例

医疗方面，区块链最主要的应用是对个人医疗记录的保存，可以理解为区块链上的电子病历。如果把病历想象成一个账本，原本它是掌握在各个医院手上的，患者自己并不掌握，所以病人就没有办法获得自己的医疗记录和历史情况，这对患者就医会造成很大的困扰，因为医生无法详尽了解到你的病史记录。但现在如果可以用区块链技术来进行保存，就有了个人医疗的历史数据，看病也好，对自己的健康做规划也好，就有历史数据可供使用，而这个数据真正的掌握者是患者自己，而不是某个医院或第三方机构。

（2）钱包

基因和医疗数据能够运用区块链技术进行安全存储并且通过使用私人秘钥来获得，这将形成一个 DNA 钱包。这使医疗健康服务商能够安全地分享和统计病人数据，帮助药企更有效率地研发药物。而这种模式也正在逐步建立起来。

（3）比特币支付

由于区块链技术基于比特币，因而区块链技术的发展同样促进了比特币支付，给予病人进行保险支付更多的选择。虽然这也依赖于比特币在市场上的发展状况，但提供这一方式的保险公司相对于竞争对手来说也有着更大的优势。对于健康医疗保险公司而言，区块链作为金融服务的一个部分正在被建立。

（4）药品防伪

与编码防伪技术类似的是，对于运用区块链技术防伪的药品而言，在药品包装盒表面有一个可以被刮去的面，底下是一个特别的验证标签，这与区块链相互对照来确保药品的合法性。

（5）蛋白质折叠

由于蛋白质折叠过程十分迅速，斯坦福大学先前依赖于非常昂贵的超级计算机来模拟蛋白质折叠过程。这种方式很明显花费巨大并且存在单点故障。通过运用区块链，他们能够选择使用一个巨大的分布式网络来进行高速运算。这个例子将会极大吸引其他那些使用昂贵超级计算机的企业。

中投顾问《2016—2020 年区块链技术深度调研及投资前景预测报告》指出，随着医疗技术的发展，在病人身份背景、往期病史以及医疗支付情况的记录等方面，医疗数据正在起着越来越重要的作用。医疗数据可能是一个人最隐私的数据，但由于网络操作错误或者黑客攻击等问题，在过去这些个人隐私数据却存在着大规模泄露的情况，比如，Anthem 曾经泄露 8 000 万病人和雇员记录，UCLA Health 曾经泄露 450 万病人数据。

2. 区块链医疗研究现状

区块链技术可以帮助医生、病人和研究人员快速安全地认证权限，实现自由的数据访问和分享。因此，目前区块链在医疗领域的应用和研究也备受关注，世界上许多公司和研究机构均参与其中。位于瑞士的 Healthbank 公司是全球数字健康的创新者，通过区块链采用透明化的方式处理健康系统的事务，保证了健康数据存储的绝对安全。Gem Health 联手飞利浦区块链实验室构建了一个包含区块链的健康生态系统。旨在推动全球医疗一体化，使得医疗健康更加个性化和平民化。同时飞利浦医疗还与 Tierion 公司成立新的科研项目，研究块链技术是否可以增加医疗健康产业中数据交换的价值。Bithealth 机构研究如何采用区块链记录和认证全球的医疗健康数据。

目前，关于区块链的研究很多，但结合医疗领域的研究相对比较少，方向主要有医疗信息保护、医疗支付、医疗数据应用、医疗数据存储分享、医疗信息交易、预测分析等。区块链技术的快速发展引起了政府部门、金融机构、科技企业和资本市场的广泛关注。为推动区块链技术和产业发展，信息化和软件服务业司指导中国电子 技术标准化研究院，联合蚂蚁金融云、万向控股、微众银行等骨干企业，开展区块链技术和应用发展趋势专题研究，发布了《中国区块链技术和应用发展白皮书（2016）》。国内区块链结合医疗领域的研究刚刚起步，国外的研究团队相对更多。Drew lvan 等人提出一个基于区块链方法，用于安全存储病人的记录。Ackerman Shrier，Anne Chang 等人提出采用麻省理工的 OPAL/Enigma 加密平台，配合区块链技术可以创建一个用于存储和分析医疗数据的安全环境。Tsung-Ting Kuo 采用区块链私链网络技术，创建了一个跨机构的医疗健康预测模型。Ariel Ekblaw 提出一个新颖的去中心化电子病历管理系统。还有一些研究对使用区块链存储电子病例或者健康相关事务进行了评估。

第3章　2016年医疗信息安全记事

3.1　医疗信息安全事件

从互联网 APP 到胰岛素泵，医疗设备正越来越多地连接到互联网。到 2020 年，连接到互联网的医疗产品的经济价值预计约为 2 850 亿美元。但互联网的方便快捷并不是没是代价的——它极易受到黑客和犯罪分子的攻击。

由于安全漏洞变得越来越普遍且系统维护成本越来越高，医疗设备的网络安全将在 2016 年成为一个重要问题，据统计 2016 年上半年与前 6 个月相比，数据泄露数量和泄露的数据记录数量分别增长 15％和 31％；身份和个人数据盗窃占所有数据泄露数量的 64％；医疗保健组织几乎占所有数据泄露的 1/3。2016 年规模较大的信息泄露事件如表 3-1 所示。这便要求设备厂商和医疗机构采取先发制人的措施，以维护消费者对医疗设备的信任，并防止任何可能对医疗行业造成破坏的黑客行为。

表 3-1　2016 年规模较大的信息泄露事件

时间	事件
1 月	保健企业 Centene 宣布，95 万成员受到数据破坏的影响
2 月	好莱坞一医院遭勒索软件攻击，付 1.7 万美元赎金买回数据
	两家德国医院的系统遭受了勒索软件的攻击，数据被恶意加密
3 月	广州市 9 家医疗单位网站被爆存在不同程度的网络安全隐患
	加拿大渥太华某医院网站被黑，攻击者在其网站上散播勒索软件
	印第安纳州 King's Daughters' Health 员工的文件被勒索软件感染
	华盛顿特区的 MedStar Health 被勒索软件攻击，系统被锁定
	肯塔基州的卫理公会医院遭勒索软件攻击
	加州由 Prime Healthcare Management 公司经营的两家医院遭遇攻击，被迫关闭系统

续 表

时间	事件
3 月	圣地亚哥的 Alvarado 医疗中心遭勒索软件攻击
	加利福尼亚州的沙漠谷医院和奇诺谷医疗中心遭遇勒索软件攻击
	佛罗里达州迈尔斯堡的癌症护理公司 21st Century Oncology，宣布 220 万个患者的信息被泄露
4 月	巴尔的摩和华盛顿地区的 MedStar Health 连锁医院遭遇了 Samsam 勒索软件攻击
	肯塔基州亨德森市的美以美医院遭遇勒索软件攻击
	美国卫生及公共服务部存有 500 万个人信息的硬盘被盗
5 月	堪萨斯心脏病医院遭勒索软件攻击，付费后再遭勒索
6 月	弗吉尼亚州的专业皮肤护理机构病人信息被加密
7 月	安徽妇幼保健院 5 000 新生儿视频遭泄露
	新泽西脊柱中心的 6 个机构都遭受了 Cryptowall 勒索软件的攻击
	密西西比州的牛津急救诊所遭到了勒索软件攻击
8 月	美国圣犹达医疗公司被曝光其物联网设备存在安全漏洞
10 月	英国国家医疗服务体系医院再遭黑客攻击，手术门诊全停

在整个 2016 年，医疗信息安全领域一个显著的趋势就是勒索软件呈现出集中的暴发态势，医院和企业成"重灾区"。相关的统计数据相当令人震惊：仅仅 12 月，就出现了 32 个新勒索软件样本，并出现了 33 个勒索软件的新变种。另外，赛门铁克最新发布的《勒索软件与企业 2016》调查报告中指出，勒索软件已经成为当今企业和消费者面临的最大网络安全威胁之一。2016 年 7 月 14 日，亚信安全发布了最新的勒索软件风险研究报告，分析了 2015 年 9 月至 2016 年 6 月的勒索软件增长以及防治态势。报告指出，在监测的十个月内，全球传播的勒索软件数量增长了 15 倍，中国勒索软件数量增长更是突破了 67 倍，并成为勒索软件感染最严重的十大国家之一，这凸显了勒索软件日益严峻的威胁形态。

根据美国一家名为 Royal Jay 软件公司统计，因为医疗信息泄露带给整个医疗行业的损失高达每年 60 亿美元，平均每次泄露会给医院造成 350 万美元的损失，会给个人造成近 400 美元的损失。

现阶段，我们还只是看到了有不法之徒利用网络安全漏洞行"谋财"一事。迟早，我们会看到有人利用漏洞干"害命"的勾当。在这里还是想为医疗机构和有关厂商提几点建议：

① 不要高估自己的网络安全防护能力；

② 加强员工网络安全培训；

③ 考虑与第三方专业机构合作进行网络安全建设；

④ 建立一套周全的应急方案应对信息泄露事件。

3.2 医疗信息安全新产品

2016 年网络安全事故频发，医疗行业也未能幸免。随着国内数字化医疗建设加速，病患的数据通常会流经多个系统、跨越多个单位和安全领域，在医院的网站、挂号系统、医生使用的电子病历系统、医疗设备、医院数据管理系统、政府卫生单位的信息交换系统甚至是 POS 系统中"旅行"，这些环节中的任何一个防护弱点被黑客利用，都可能导致难以预计的后果。因此急需新的信息安全产品来为我国的"互联网＋医疗"的健康发展保驾护航。下面列举一下 2016 年我国信息安全公司最新推出的安全产品。

3.2.1 瑞星 ESM

2016 年 11 月，瑞星公司宣布已与秦皇岛第一医院正式建立合作关系，为该用户提供信息安全的防护系统部署工作，目前，瑞星企业终端安全管理系统软件（以下简称瑞星 ESM）正式完成网内部署并运行稳定，获得了用户的高度好评。

瑞星 ESM 是瑞星公司推出的一款企业级终端安全管理防护平台软件产品，优势在于应对企业网络终端的病毒木马威胁、网络非法攻击、信息安全审计、终端资产管理、应用软件安全等方面提供完整解决方案，产品杀毒性能强劲，资源占用率低，管理功能强大灵活，采用瑞星特有的病毒追踪及阻断技术，能够对企业面临的病毒入侵、数据泄露、ARP 攻击等信息安全问题提供强有力的解决方案。瑞星公司的相关技术人员通过了解秦皇岛市第一医院网络的特性，在医院内网建立瑞星 ESM 控制中心，网络中的客户端、服务器分别部署 ESM 软件客户端，并授权 ESM 全模块进行统一管理等方式完成了全网的信息安全防护系统部署工作。

3.2.2　平安健康云

平安健康云作为平安集团又一医疗健康科技项目，旨在应用尖端云技术，推动医疗信息透明化，构建安全、标准、开放的电子病历健康档案平台。依托平安集团金融行业最高级别的信息安全标准的大数据和云平台技术，平安健康云为用户提供全方位的信息安全和隐私保护。满足患者对自身就医信息的保护的要求。

在授权使用的安全问题上，依托平安科技在信息安全自我防范和侦测方面领先的业务能力，平安健康云将充分发挥平安大数据平台在数据运营和安全保障方面的卓越优势，为个人用户提供云数据安全、网络安全、健康管理保障。保障的不仅是不同角色的安全问题，还通过电子病历内容控制、用户授权全方位保障用户的安全；通过用户授权使用场景的方式，以电子健康病历管理为核心，建立基于云技术的公正、专业、智能的医疗大健康平台。

3.2.3　迪普科技虚拟化园区网解决方案

迪普科技虚拟化园区网解决方案，利用虚拟化技术，将医院的安全核心设备虚拟成两台设备，一方用于核心业务的安全防护，另一方用于外网的安全防护。这种基于一套物理网承载的虚拟园区网，能够将用户的网络建设成本降低 30%，同时将管理效率提升 50%。迪普科技医疗解决方案及产品在全国包括惠州第六人民医院、南昌大学第一附属医院、辽宁肿瘤医院等在内的数百家医院，超过 50 家医疗卫生平台均有成熟应用。

3.2.4　健康云家庭医生

"健康云家庭医生"智慧医疗平台是湖北光谷天下传媒股份有限公司旗下产品。"健康云家庭医生"以创新"互联网＋医疗＋金融＋新媒体"的模式，全力助推湖北省智慧医疗建设，在满足湖北省县域人群就诊、转诊、农合账户查询、医患沟通、健康宣教、健康档案查询等健康方面的需求的同时，严格保障用户健康隐私安全。

"健康云家庭医生"总经理姜益民介绍，"健康云家庭医生"服务平台在卫生专网环境下运行，明细数据存储在县区域卫生平台中，交互数据统一部署在省级交互中心进行管理，用户健康隐私数据不与公网接触，确保数据安全，保护个人隐私。"健康云家庭医生"2016 年 4 月在宜昌市秭归县试点，目前秭归县医生端覆盖率达到 100%，已有 8 万余秭归县居民体验了"健康云家庭医生"带来的便捷服务。

3.2.5 杰和科技桌面云

桌面与数据分离的云架构增强医疗安全防护。终端本地不留存数据，计算、应用和数据全部被数据中心保存，数据不传输到终端，仅传输加密的屏幕图像，使瘦客户端的应用，替代了容易丢失数据、容易被入侵攻击的 PC，从而增强安全安全保护措施。

3.3 医疗信息安全相关会议

2016 年是"十三五"开局之年，也可以说是"互联网＋医疗"概念爆发之年，与此同时医疗信息安全问题不容忽视，同时医疗信息相比之下更为敏感，因此也越来越受到行业内的重视。2016 年医疗信息安全会议可以说是近年来最为密集的一年，这证明医疗信息安全成为全行业非常关注的问题。

3.3.1 2016 年（第三届）"互联网＋医疗"健康峰会

2016 年 3 月 17 日，"互联网＋医疗"健康峰会讨论移动医疗的 2.0 版本互连健康（cHealth），基于数据连接的健康服务将医院、医生、患者、政府、社会保险等各方汇集，最终实现数据驱动的决策与服务。会议将聚焦数据连接与整合（cHealth）、互联网医疗产业链生态构建和模式探讨（Ecology）、医疗质量与安全（Quality）的热点话题展开深入剖析，聚焦可穿戴设备、医疗数据和医疗信息化、互联网医保新趋势、机器智能学习、医疗数据安全、医疗质量、医疗决策、移动医疗企业生态剖析和商业模式大探讨等诸多热点议题。在将投资机构、创业者、医疗业内人士与跨界人士整合到会议平台上，实现智慧碰撞的同时，本次峰会将邀请诸多媒体到场，设立移动医疗和移动健康产品体验区和展示区，同时为创新型企业搭建展示平台，行业共同拥抱互联网医疗下的创新理念和模式。

3.3.2　2016 年华南医院信息网络大会

2016 年 3 月 25—27 日，为全面推进华南地区医疗卫生信息化建设发展，总结交流"十二五"期间工作经验和成果，研究探讨"十三五"开局之年的创新和发展，在广东省肇庆市举办"2016 年华南医院信息网络大会"。会议主要由本行业专家、学者针对医疗卫生信息化建设的最新进展做学术报告。会议还邀请了国内、外医疗卫生信息化领域的知名学者，围绕大会主题作专题报告及深度点评。本次大会有学术交流、新技术、新产品展览之外，还有信息技术人才交流环节，为各医疗机构和厂商推荐优秀医疗卫生信息化技术人才。同时，"医疗信息安全与电子认证、数据存储与安全的设计与应用"作为一个重要议题，在大会上进行了热烈的讨论。

3.3.3　"大健康数据安全"主题研讨会在京召开

2016 年 5 月 10 日，中国网信联盟大健康数据安全专委会在北京举办了以"大健康数据安全"为主题的研讨会。据悉，这次研讨会同时也是中国网信联盟大健康数据安全专委会的第一次正式举办的活动，专委会表示今后将定期举办信息交流、法规及行规研讨、专业人才培训、技术研讨等主题活动，与会代表纷纷对加入专委会表示出浓厚的兴趣。中福集团、美年大健康等企业在会议期间提出了会员申请，有望成为新一批专委会的会员。

3.3.4　广东省医疗行业第二轮信息安全建设与等级保护研讨会

2016 年 7 月 2 日，广东省医疗行业第二轮信息安全建设与等级保护研讨会在惠州市成功举办。本次研讨会由广东省首席信息官协会医疗分会、广东省医院信息化专业委员会广州分会联合主办，蓝盾股份独家大力协办。广东省首席信息官协会医疗分会理事长牛启润、广州市卫计委信息中心主任、广东省医院信息化专业委员会广州分会主委高昭昇、蓝盾股份高级副总裁兼蓝盾学院院长韩炜等领导出席大会并致辞。协会各会员单位、各级医院信息管理和技术骨干，以及相关信息工作人员近 200 人参与了本次大会。

此次研讨会是广东省医疗行业信息安全建设与等级保护研讨会的第二次会议，旨在进一步增强和落实信息安全与等级保护工作，推动广东医疗行业信息安全建设，共同研讨医院的综合信息安全建设完整解决之道。

3.3.5 "促进和规范健康医疗大数据应用发展培训班"在京召开

2016 年 7 月 16 日，由国家卫生计生委卫生发展研究中心主办的"促进和规范健康医疗大数据应用发展培训班"在京召开，此次研讨会的目的在于学习 6 月 21 日国务院下发的《国务院办公厅关于促进和规范健康医疗大数据应用发展的指导意见》（以下简称《意见》）。研讨会上指出，发展健康医疗大数据应首先警惕数据安全，保护患者隐私，才能真正实现数据融合共享、开放应用。国家卫生计生委医院管理研究所主任舒婷指出，《意见》中出现关键词频率最高的是"数据"和"应用"，这是《意见》的桥梁。"安全""资源"和"共享"，尤其是安全，出现了高达 33 次的频度。

3.3.6 2016 年重庆市 CIO 协会智慧医疗系列专题研讨会——健康医疗大数据暨信息安全会议

2016 年 7 月 30 日，"2016 年重庆市 CIO 协会智慧医疗系列专题研讨会——健康医疗大数据暨信息安全会议"在重庆市黔江区金冠大酒店举行。本次大会由重庆市 CIO 协会主办，黔江中心医院承办，蓝盾信息安全技术股份有限公司协办。此次研讨会，参会嘉宾围绕安审平台（医疗行业）、安全可视化，为医疗信息化安全赋能两大内容进行了热烈而深入的研讨。

本次研讨会旨在提升医疗行业数据库信息的价值及可访问性，优化医疗行业数据库系统，提高医疗信息系统的安全性，使医疗卫生行业信息化更加"高效、快捷、便民"。

3.3.7 医疗健康大数据安全标准研讨会在京召开

2016 年 8 月 27 日，医疗健康大数据安全标准研讨会由全国信息安全标准化技术委员会大数据安全标准特别工作组主办，清华大学软件学院承办，在清华大学举行。本次会议旨在共商我国医疗健康大数据安全标准化工作大计。期望能够形成我国医疗健康大数据安全标准化需求，并根据重点先行、急需先上的原则选择重点方向制订相关工作计划。

3.3.8　中国卫生信息学会健康医疗大数据产业发展与信息安全专业委员会成立大会

2016 年 8 月 29 日，中国卫生信息学会健康医疗大数据产业发展与信息安全专业委员会成立大会在南京召开。国家卫生和计划生育委员会副主任、中国卫生信息学会会长金小桃出席大会并讲话。来自医疗机构、研究机构、企事业单位的委员、专家等近 200 名参加了成立大会。成立大会由中国卫生信息学会和中国电子信息产业集团有限公司主办，由中电数据服务有限公司协办，会议主题为"大数据，大使命，大发展"。

3.3.9　统计信息中心召开互联网健康医疗服务立法、标准及安全体系研究项目研讨会

2016 年 11 月 14 日，国家卫生计生委统计信息中心在四川省成都市召开互联网健康医疗服务立法、标准及安全体系研究项目研讨会。经过论证，与会专家从行业监督、分类监管、立法引导、标准落实、安全防护、支付创新、医疗责任等方面提出具体修改意见。专家建议，在行业监管方面，对于互联网医疗行业的认证监管制度开展研究，建立互联网医疗企业负面清单，加强重点领域从业人员身份与资格认证；在分类监管方面，针对互联网医疗在医疗领域与健康领域的应用做以区分，并建立对应不同的监督管理制度；在立法引导方面，需要以互联网医疗发展与健康中国建设的关系为主线，结合国家在分级诊疗、医师多点执业、远程医疗等方面要求，提出具体立法建议，引导、规范互联网医疗的发展；在标准落实方面，加入标准规范实施保障体系建立内容，针对标准如何制定、如何执行建立保障性政策法规体系；在安全防护方面，对数据开放与隐私保护方面内容开展重点研究，针对数据安全如何防护、隐私数据的范围如何界定、非隐私数据如何开放、开放数据如何收费等方面提出详细建议；在支付创新方面，加强互联网医疗支付制度研究，提出互联网医疗服务的定价标准，探讨适当的支付方式，制定与互联网医疗服务相配合的服务付费编码；在医疗责任方面，针对互联网医疗发展过程中的相关主体，制定责任划分制度，明确各主体的责任与义务，并选择条件较为成熟的地区或者医院进行试点。

3.4 医疗信息安全相关政策

"互联网＋医疗"的发展可以说是摸着石头过河，没有先前的经验可以借鉴，因此国家与地方相继出台了一些政策来指导相关产业的健康发展。

- 2016 年 3 月 3 日，全国人大代表、浙江省肿瘤医院副院长葛明华建议，作为一种新生事物，应关注其医疗安全、信息安全、政策保障等问题，促进互联网医院在规范中发展，最大限度地保障互联网时代百姓的生命与健康。葛明华说，互联网医院相对于传统医院，虽然是一种巨大的服务模式创新，但"医疗"永远是任何形式医院管理的核心。互联网医院依然需要依托实体医院，需要严控医疗质量和医疗安全，需要秉承医学人文之精髓。由此要努力推进各项改革，重塑线下支撑环境。

- 2016 年 3 月 13 日，全国政协委员王大明在接受中国经济网记者采访时，提醒大家千万不要忽视自己的健康信息安全。他在全国两会上也呼吁要加强我国人口健康信息安全建设，保障公民健康信息安全。王大明说，信息泄露（含破坏）将导致个人隐私泄露、业务瘫痪、经济损失，甚至危及国家安全。近 3 年信息泄露数量增长惊人，医疗信息泄露数量占全部泄露的 20％，其产生的成本也最高。国务院和各行业在信息化建设相关政策中，均强调应提升信息安全保障能力。王大明委员在全国两会上提出提案，建议从管理规章制度建设、强化技术支撑、加强人才培养与储备和加强资金保障四方面保护我国人口健康信息安全建设。

- 2016 年 6 月 17 日，在国务院政策例行吹风会上国家卫生计生委副主任金小桃强调，个人的健康医疗信息最为敏感，属于隐私保护范围，要依法进行严格管控保护，绝不能公开或泄露，一定加强应用安全风险评估和防范。对于具体的"保护办法"，金小桃介绍，大数据资料对个人数据的运用，有一个比较惯常的做法，就是"脱敏""去标识化"，对个人隐私产生影响的内容去掉，才能就某一种疾病进行大数据的挖掘分析。同时，对涉及健康医疗数据的管理，将有一套严格的法律法规。"主要是建立数据安全管理制度，注重内容安全和技术安全。"金小桃说，加强安全的同时，进一步探索好大数据的集存、收集包括挖掘应用相关的模式，能够使居民的个人信息、隐私得到很好的保护，让健康医疗大数据在安全保障的前提下，更好地适应经济新常态，特别是在大众创业、万众创新的"双创"平台上更好地应用发展。

- 2016 年 6 月 24 日，经李克强总理签批，国务院办公厅日前印发《关于促进和规范健康医疗大数据应用发展的指导意见》，部署通过"互联网＋健康医疗"探索服务新模式、培育发展新业态，努力建设人民满意的医疗卫生事业，为打造健康中国提供有力支撑。《关于促进和规范健康医疗大数据应用发展的指导意见》强调推进网络可信体系建设；加强健康医疗数据安全保障；加强法规和标准体系以及健康医疗信息化复合型人才队伍建设等。

- 2016 年 10 月 27 日，由中国卫生信息学会、四川省卫计委主办的 2016 年全国"互联网＋医疗健康"创新创业大会在成都开幕。大会期间，四川省卫计委、四川省发改委、四川省人社厅联合发布《关于加快推进互联网＋医疗健康服务的指导意见》（川卫发〔2016〕80 号文），提出要按"重创新、强应用、促发展、保安全"的原则，以开放包容的"互联网＋"思维，积极构建服务更加便捷、管理更加规范、资源利用更加高效的互联网＋医疗健康服务生态圈。其中，针对"管理更加规范"这一要点，《指导意见》以较大篇幅，提出要健全服务规范、加强服务管控、狠抓信息安全。

- 2016 年 12 月 11 日，银川市出台《互联网医疗机构监督管理制度（试行）》和《互联网医院管理工作制度（试行）》制度，以监管"云端"医院，确保隐私安全。按照制度规定，今后，包括银川市智慧互联网医院在内的所有经行政部门审批的依托互联网作为载体和手段，从事疾病诊断、治疗活动的医疗机构都参照这两个制度的规定从事医疗活动。互联网医疗机构应当在网上公示《医疗机构执业许可证》、注册的执业医师、药师和收费标准，对从事线上诊疗活动的卫生技术人员进行全程视频录像，或进行电子签名和认证，录像资料保存期 3 个月以上。每天将在线医师、出具的处方、门诊日志记录等情况向银川大数据中心进行数据传输、备份。互联网医疗机构和从业人员对就诊患者的隐私和个人信息有保密职责；不得使用未经疗效确认的试验性药品、违禁药品；不得推广使用临床试验性检查和治疗；不得开具麻醉药品和精神药品处方；不得出具《死亡医学证明书》等不适合互联网医疗机构出具的相关证明文书。

本书参考文献

［1］ 硅谷密探. 超级计算机的治病水准,已经悄悄超过了最有经验的专家
［EB/OL］.（2016-11-18）［2016-12-22］. http://it. sohu. com/20161118/
n473501565. shtml.

［2］ 刘霞. IBM、MIT 和哈佛大学发起新基因组计划:科学家携人工智能研究癌
症耐药性［EB/OL］.（2016-11-14）［2016-12-22］. https://www. ishuo. cn/
doc/zkckdiqf. html.

［3］ 金红. 除了下棋,人工智能还能干什么［EB/OL］.（2016-03-10）［2016-12-22］.
http://www. leiphone. com/news/201603/n9RUPTNDw4Yw0j5D. html.

［4］ Davis Tuffley. 医生需要 AI 这种黑科技来帮忙诊断吗［EB/OL］.（2016-10-31）
［2016-12-22］. http://business. sohu. com/20161108/n472568217. shtml.

［5］ 张利. 当医疗遇上黑科技,13 种"可怕"的技术要如何应对［EB/OL］.（2016-
12-13）［2016-12-22］. http://www. ciotimes. com/medical/121853. html.

［6］ sunshine_lady. 谷歌医疗心不死,要做 AI 眼科,用大数据防治糖网病
［EB/OL］.（2016-12-01）［2016-12-22］. http://mt. sohu. com/20161206/
n475117357. shtml.

［7］ 邱越. 又一个谷歌项目废了:诺华推迟测试谷歌智能隐形眼镜［EB/OL］.
（2016-11-21）［2016-12-22］. http://tech. sina. com. cn/it/2016-11-21/doc-
ifxxwrwk1544166. shtml.

［8］ 黑匣. 虚实的力量:医学里的 VR 世界正在改变着什么［EB/OL］.（2016-
01-03）［2016-12-22］. http://www. leiphone. com/news/201512/RHNTw
6Rcxx3QDf4B. html.

［9］ 李洋. 4P 医学发展,大数据能成为医疗领域新动能［EB/OL］.（2016-12-16）
［2016-12-22］. http://www. iyiou. com/p/36230.

[10] 火石在线．精准医疗来袭,基因大数据才是基础［EB/OL］.（2016-02-17）
［2016-12-22］. http：//www. cn-healthcare. com/articlewm/20160217/con-
tent-1000850. html.

[11] 李会娟．国家重点研发计划专项启动会在京顺利召开——"心脑血管疾病
营养及行为干预关键技术及应用策略研究"项目［EB/OL］.（2016-11-11）[2016-
12-22]. http：//pucri. bjmu. edu. cn/info. aspx? n=20161111101814667170.

[12] 徐静波．日本悄悄兴起的一种癌症新医疗法［EB/OL］.（2016-11-20）
[2016-12-22]. https：//www. ishuo. cn/doc/gffggnqf. html.

[13] 应雨妍．NICU＋精准医疗,如何帮助危重新生儿更好地生存［EB/OL］.（2016-
11-29）[2016-12-22]. http：//mt. sohu. com/20161130/n474555383. shtml.

[14] 周伦．基因检测正在悄然改变癌症诊疗流程［EB/OL］.（2016-09-12）
[2016-12-22]. http：//mt. sohu. com/20170112/n478519502. shtml.

[15] 龚莉．真实体验五家基因测试公司,DNA 数据库错误信息可能给精准
医 疗 带 来 噩 梦［EB/OL］（2016-11-17）［2016-12-22］. http：//
mt. sohu. com/20161117/n473460878. shtml.

[16] 就医160. 就医160患者随访管理系统就医通亮相获行业认可［EB/OL］.
（2016-12-01）[2016-12-22]. http：//mt. sohu. com/20161201/n474653392. shtml.

[17] 高道龙．直击科技之巅! 麻省理工科技评论评选的 14 大医疗领域突破
科技［EB/OL］.（2016-11-09）［2016-12-22］. http：//yyh. dxy. cn/
article/508302.

[18] 转化医疗网．巨大进展! 脑癌也能实现精准手术,再也不怕切到病人的
脑子了［EB/OL］.（2016-11-19）［2016-12-22］. http：//mt. sohu. com/
20161119/n473617455. shtml.

[19] 转化医学网．新的技术革命已经到来? 继 IBM Watson 之后又一机器
学习系统应用于医学研究［EB/OL］.（2016-11-20）[2016-12-22]. http：//
mt. sohu. com/20161120/n473648431. shtml.

[20] 李盈．语音界搞出了个大新闻:梅奥诊所首次发现可以利用语音诊断心脏
病［EB/OL］.（2016-11-19）［2016-12-22］. http：//www. geekheal. com/be-
yond_verbal/.

[21] 应雨妍. 科学家首次让动物"返老还童"[EB/OL]. (2016-12-16)[2016-12-22]. http://news. bioon. com/article/6695984. html.

[22] 应雨妍. CRISPR 首次可以编辑不分裂细胞,使用范围或大幅扩张[EB/OL]. (2016-11-21)[2016-12-22]. http://mt. sohu. com/20161121/n473743935. shtml.

[23] 何延哲,付嵘. 275 位艾滋病感染者个人信息泄露事件再次警示:安全是健康医疗大数据的核心基础[J]. 中国经济周刊,2016(30):79-81.

[24] 蛋壳研究院. 追逐医疗大数据的同时,别忘了背后的信息安全[EB/OL]. (2016-05-10)[2016-12-22]. http://www. vcbeat. net/33858. html.

[25] 王小瑞. 2016 年网络安全大事记[EB/OL]. (2016-12-20)[2016-12-22]. http://www. aqniu. com/news-views/21829. html.

[26] 康海燕. 网络隐私保护与信息安全[M]. 北京:北京邮电大学出版社,2016.

[27] 黄刘生,田苗苗,黄河. 大数据隐私保护密码技术研究综述[J]. 软件学报,2015,26(4):945-959.

[28] 方滨兴,贾焰,李爱平,等. 大数据隐私保护技术综述[J]. 大数据,2016,2(1):1-18.

[29] 张锋军. 大数据技术研究综述[J]. 通信技术,2014(11):1240-1248.

[30] Ateniese G, Pietro R D, Mancini L V, et al. Scalable and efficient provable data possession[C]// Proceedings of the 4th international conference on Security and privacy in communication netowrks. ACM, 2008:1-10.

[31] Gentry, Craig. Fully homomorphic encryption using ideal lattices[J]. Proceedings of the Annual Acm Symposium on Theory of Computing, 2009, 9(4):169-178.

[32] Gentry C. A fully homomorphic encryption scheme[C]// Stanford University, 2009.

[33] Dijk M V, Gentry C, Halevi S, et al. Fully Homomorphic Encryption over the Integers[M]// Advances in Cryptology - EUROCRYPT 2010. Springer Berlin Heidelberg, 2009:24-43.

[34] 陈鹤群．大数据环境下医疗数据隐私保护面临的挑战及相关技术梳理
[J]．电子技术与软件工程，2014(16):51-53.

[35] 周建文．大数据环境中的医疗数据隐私保护[J]．中国管理信息化，
2015(4):51-51.

[36] 王黎洲．医疗大健康及大数据的应用及其隐私保护分析[J]．中国卫生
产业，2016，13(13):120-122.

[37] 余文清，邓勇．移动医疗信息安全保护与法律监管机制建构探讨[J]．
中国医院，2016，20(9):53-56.

[38] 黄海晶，李亚子，陈庆锟．医保经办机构医疗保险信息安全隐私保护调
查研究[J]．中国数字医学，2016，11(9):30-32.

[39] 沈君．智能医疗器械信息安全问题研究与对策[J]．科研，2016(7):
00374-00374.

[40] 刘杰．智慧城市建设的信息安全保障问题研究[D]．华南理工大学，
2015.

[41] 郭凯，韩海林．浅谈智能医疗器械信息安全问题与对策[J]．文摘版:医
药卫生，2015(8):96-96.

[42] 牟红光，黄金平．智慧城市信息安全保障体系构建[J]．信息化建设，
2016(11).

[43] 刘洪梅，张舒．2016 年 国内外信息安全态势[J]．中国信息安全，2017(1).

[44] 高子云，李健．医疗健康档案中的隐私保护[J]．网络安全技术与应用，
2011(2):49-52.

[45] 杨吉江，许有志，王青,等．面向医疗信息的数据隐私保护技术[J]．中
国数字医学，2010，05(8):50-54.

[46] 柏怡婧．数据挖掘隐私保护在医疗信息系统中的研究[D]．电子科技大
学，2016.

[47] 钱庆．个人医疗保险信息隐私保护及信息共享认知的调查分析[J]．
中华医学图书情报杂志，2016，25(9):13-17.

[48] 周蓉，陈印，唐权．基于大数据的智慧城市建设信息安全研究[J]．
信息通信，2016(8).

［49］ 刘广．远程医疗信息系统中个人隐私的保护策略研究［J］．中国科技纵横，2016(13)．

［50］ 赵蓉，何萍．医疗大数据应用中的个人隐私保护体系研究［J］．中国卫生信息管理杂志，2016，13(2):191-196.

［51］ 黄尤江，贺莲，苏焕群,等．医疗大数据的应用及其隐私保护［J］．中华医学图书情报杂志，2015，24(9):43-45.

［52］ 王黎洲．医疗大健康及大数据的应用及其隐私保护分析［J］．中国卫生产业，2016，13(13):120-122.